Low Carb Rezepte schnell abnehmen - mehr Power im Alltag

Erreiche die Form deines Lebens mit diesen Low Carb Rezepten

„Das was du isst trägt einen großen Teil dazu bei wie du dich den ganzen Tag fühlst!"

ISBN: 1533587531
ISBN-13: 978-1533587534

INHALT

Wer kennt es nicht, das große Tief nach einer großen Portion Spaghetti oder Pizza. Am liebsten würde man gerne ein Nickerchen machen, nur eigentlich muss man zurück ins Büro und quält sich unproduktiv ein paar Stunden bis zum Ende des Arbeitstages.

Ändern Sie jetzt Ihre Ernährung, werden Sie fit und leistungsfähig wie nie und nehmen gleichzeitig auch noch ab.

Was bedeutet Low Carb eigentlich?

Low Carb bedeutet „wenig Kohlenhydrate". Es handelt sich nicht um eine Diätform sondern um eine Ernährungsform welche dauerhaft angewandt werden kann ohne das man dabei hungern muss, wie es bei diversen Diäten üblich ist. Diese Ernährungsform bietet zahlreiche Vorteile, die Sie nach 2 bis 3 Tagen an Ihrem Körper spüren werden.

Vorteile von Low Carb

- Weniger Müdigkeit
- Mehr Leistungsfähigkeit
- Reduzierung von Körperfett

Wenn Sie schnellverwertbare Kohlenhydrate essen, steigt Ihr Blutzuckerspiegel rasant an. Der Körper muss eine Menge Insulin ausschütten um den Zucker im Blut wieder abzubauen. Darauf folgt oft eine weitere Heißhungerattacke.

Wenn Sie langsame oder wenige Kohlenhydrate essen, findet dieser Effekt gar nicht oder nur in einer abgeschwächten Form statt.

Das Insulin gilt auch als Dickmacherhormon, da es überschüssige Kalorien in Fettzellen einlagert. So lange Insulin im Blut aktiv ist können auch Testosteron und Wachstumshormon ihre Arbeit nur schwer bis gar nicht verrichten. Diese beiden Hormone halten uns aber jung und fit, werden aber so an ihrer Arbeit gehindert.

Welche Nahrungsmittel Sie unbedingt vermeiden sollten um erfolgreich abzunehmen und fitter zu werden:

- Kartoffeln
- Weißer Reis
- Nudeln
- Brot
- Pizzateig
- Eis
- Gezuckerte Getränke
- Knabberzeug und Süßes
- Mehl

Ersatz für diese Nahrungsmittel:

Einige davon werden in einigen nachfolgenden Rezepten vorgestellt. Für Brot gibt es mittlerweile schon das sogenannte „Eiweißbrot" dieses hat sehr wenig Kohlenhydrate.

Schnell abnehmen mit Low Carb:

Alleine die Ernährungsumstellung wird sich positiv auf Ihren Körperfettanteil auswirken. Wer jedoch schnellere Ergebnisse erzielen will, kann die Kalorienmenge insgesamt reduzieren und mit etwas Kraftsport kombinieren. Hier purzeln dann die Kilos in relativ kurzer Zeit. Kraftsport deshalb, da man hier Muskelmasse aufbaut und diese verbrennt Kalorien, auch wenn Sie nicht gerade trainieren.

Power Tipp:

Die letzte Mahlzeit am Tag sollte so gut wie keine Kohlenhydrate enthalten, dann erreicht man über die Nacht einen relativ langen Zeitraum indem der Insulinspiegel niedrig ist und man kann die positiven Effekte voll nutzen.

Kostenlose Tipps erhältst du hier – vitaminmonk.com

Mehr Infos über Ernährung, Fitness und Persönlichkeitsentwicklung findest du auf:
vitaminmonk.com

SUPPEN & SALATE

Suppen oder Salate sind ja in der Regel als Vorspeise zu sehen, diese Low Carb Varianten hier können aber durchaus als sattmachendes Hauptgericht herhalten.

Feta Power Salat

Zutaten 2 Personen:

400g Feta Käse
200g Feldsalat
100g Tomaten
50g Oliven
195g Thunfisch
1 gekochtes Ei
3 EL Apfelessig
3 EL Olivenöl
Salz
Pfeffer

Nährwerte: 126,3g F, 15,8g K, 126,5g E

Zubereitung:

Schritt 1: Stellen Sie Wasser auf und bringen es zum Sieden und kochen Sie Ihr Ei 5 bis 7 Minuten lang je nach Geschmack oder verwenden Sie dafür einen Eierkocher.

Schritt 2: Waschen Sie Feldsalat und Tomaten, schneiden Sie diese in kleine Stücke, danach geben Sie alle Zutaten in eine kleine Schüssel.

Schritt 3: Machen Sie den Salat mit Apfelessig und Olivenöl ab und würzen je nach Belieben noch mit etwas Salz und Pfeffer nach. Verwenden Sie nicht zu viel Salz, da Thunfisch und Feta Käse an sich schon sehr würzig sind.

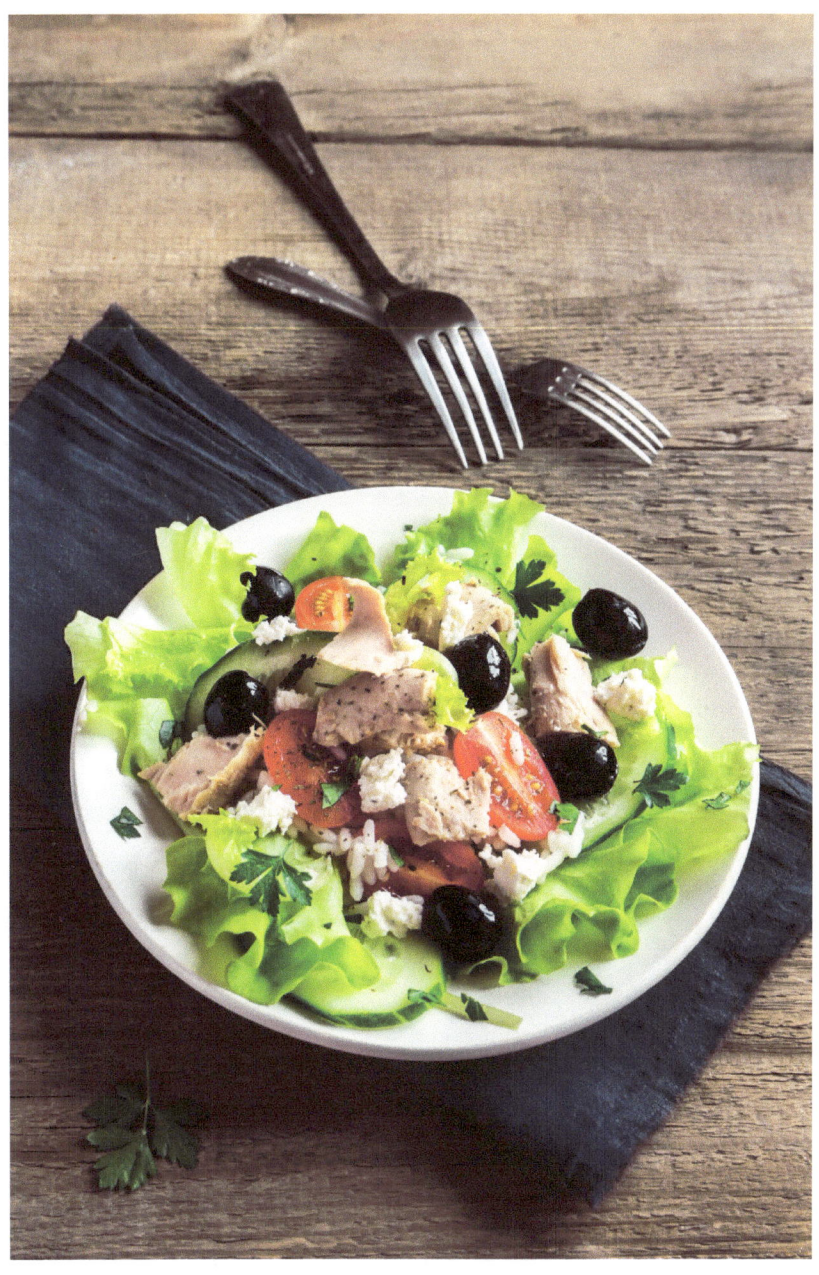

Tipp: Apfelessig anstatt Balsamico, weil Balsamico viel mehr Kohlenhydrate hat. Aber Achtung auch beim Apfelessig gibt es Varianten wie zum Beispiel mit Blütenhonig, die den Kohlenhydrat Anteil wieder heben.

Tomaten Suppe mit Garnelen

Zutaten für 4 Portionen

800 ml Gemüsebrühe
400 ml Kokosmilch
400 g Tomaten, passiert
250 g Garnelen
1 TL Currypaste, rot
3 Knoblauchzehen
2 Stangen Zitronengras
1 Stück Ingwer, nicht größer als ein Daumen
1 Limette
1 Bund Frühlingszwiebeln
1 EL Olivenöl
Palmzucker

Nährwerte pro Portion: 21,6g F, 16,8g K, 15g E, 309,9 Kalorien

Zubereitung:

Schritt 1: Nehmen Sie die Frühlingszwiebeln, den Knoblauch, Ingwer und Zitronengras und schneiden diese mit einem Messer in kleine Stücke, danach geben Sie diese in den Suppentopf und lassen sie ganz kurz anschwitzen.

Schritt 2: Geben Sie die Tomaten, Currypaste und Kokosmilch hinzu, danach lassen Sie alles etwa 1 Minute kurz aufkochen.

Schritt 3: Nun gießen Sie die Gemüsebrühe in den Suppentopf und lassen alles bei mittlerer Temperatur ca. 15 Minuten köcheln.

Schritt 4: Nun pürieren Sie das ganze mit einem Mixstab und schmecken die Suppe mit dem Saft der Limette und etwas Palmzucker ab. Geben Sie nicht gleich den ganzen Saft der Limette hinein – je nach Geschmack!

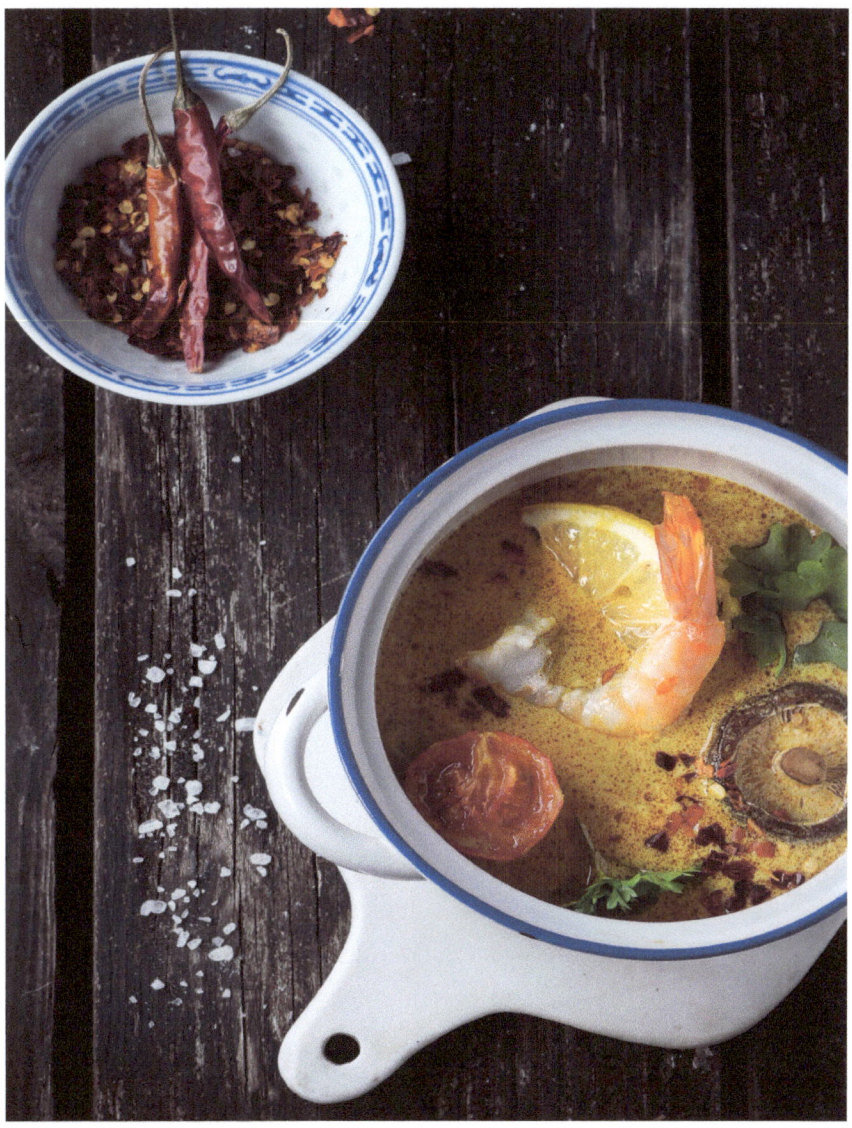

Schritt 5: Nun geben Sie noch die Garnelen hinzu und lassen die Suppe weitere 15 Minuten weiter köcheln.

Tipp: Sollten Sie nicht ganz so ein Freund von exotischen Geschmäckern sein, lassen Sie den Ingwer, Limettensaft und Zitronengras einfach weg, das „entschärft" die Suppe etwas.

Indische Linsensuppe mit Hühnerfleisch

Zutaten für 4 Portionen

1 TL Kokosöl
1 Stück Zwiebel (fein gehackt)
2 Zehen Knoblauch (fein gehackt)
Muskat
1 TL Currypulver
1 l Wasser
200 g Linsen (rot)
1 Stück Bio-Zitronenschale
2 TL Ingwer (fein gehackt)
250 g Hähnchenbrust (in dünne Streifen geschnitten)
Salz
Chilli
1/2 - 1 EL Zitronensaft
2 EL Koriander (frisch, oder Petersilie, fein gehackt)
2 Stück Frühlingszwiebel (in feine Ringe geschnitten)
100 g Joghurt

Nährwerte pro Portion: 4g F 27g K 30g E

Zubereitung:

Schritt 1: Zuerst geben Sie das Kokosöl in den Suppentopf und geben die fein gehackten Zwiebeln hinzu, dann kurz dünsten und leicht goldgelb anbraten. Geben Sie Knoblauch, Curry und Muskat dazu, leicht umrühren und rösten. Danach Wasser und Linsen hinzugeben. Kochen Sie die Suppe kurz auf und lassen Sie sie dann ca. 15 Minuten bei mittlerer Temperatur köcheln bis die Linsen weich sind.

Schritt 2: Würzen Sie nun je nach Belieben mit Ingwer und

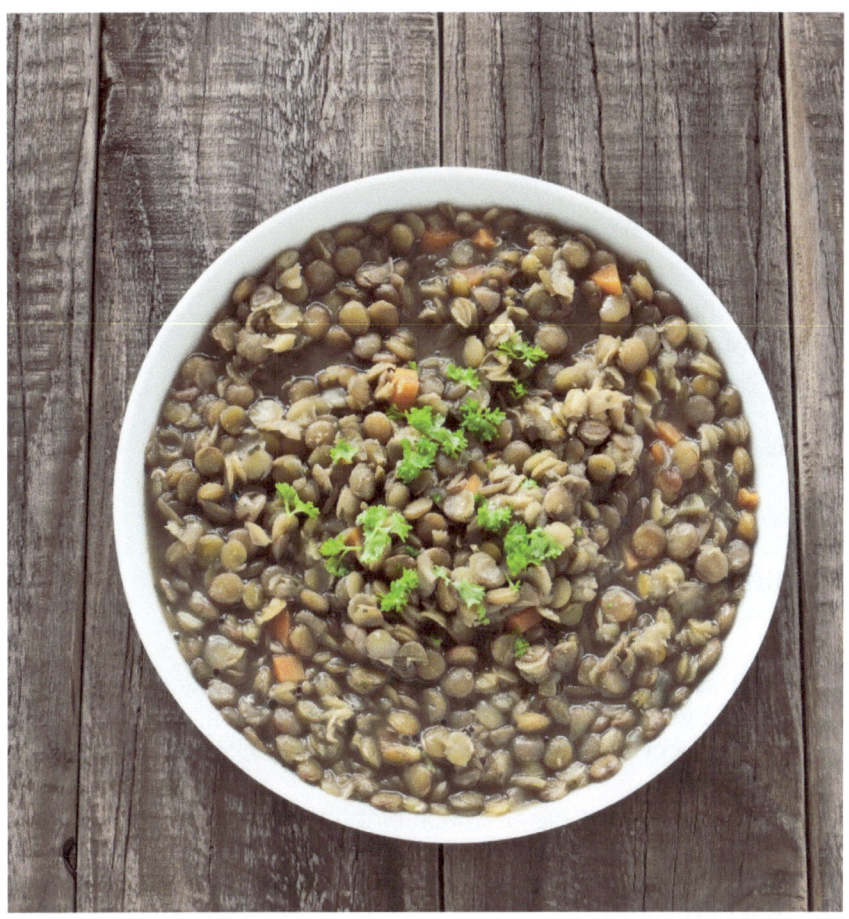

Zitronenschale, mischen das Hühnerfleisch dazu. Dann weiter ca. 5 Minuten köcheln lassen, bis das Hühnerfleisch gar ist.

Schritt 3: Suppe mit Salz, etwas Zitronensaft und Chilli abschmecken. Frühlingszwiebeln, Minze und Koriander einrühren. Nach ca. 2 Minuten können Sie die Suppe mit 1 EL Joghurt servieren.

Tipp: Auch hier habe ich eine sehr reichhaltige Suppe ausgewählt, 30g Eiweiß pro Portion ist hier für eine Suppe recht gut. Wer es nicht ganz so exotisch mag, lässt hier den Ingwer weg. Vorsicht mit der Auswahl der Chilli – kann sonst ganz schön feurig werden.

Pizza & Pasta

Spaghetti Carbonara

Zutaten für 2 Portionen

150 g Sojanudeln
100 g Schinkenspeck, Scheiben
250 g Sahne
100 g Parmesan, gerieben
3 Stk. Eier

Nährwerte pro 100g: 8,5g F, 18g K, 32g E

Zubereitung:

Schritt 1: Nudelwasser in einem Topf mit etwas Salz aufsetzen.

Schritt 2: Schneiden Sie die Schinkenscheiben in kleine Stücke und verteilen diese auf einem Backblech mit Packpapier. Bei 160°C ganz leicht knusprig backen.

Schritt 3: Geben Sie die Sahne in einen kleinen Topf und verrühren Sie mit einem Schneebesen die Eier und Parmesan zu einer Soße. Bei mittlerer Temperatur 5 Minuten köcheln lassen.

Schritt 4: Geben Sie die Sojanudeln in das Nudelwasser

Schritt 5: Die gekochten Sojanudeln abseihen und in einer Schale mit der Carbonara Soße anrichten. Darüber streuen Sie die gebackenen Schinkenstückchen und etwas Parmesan.

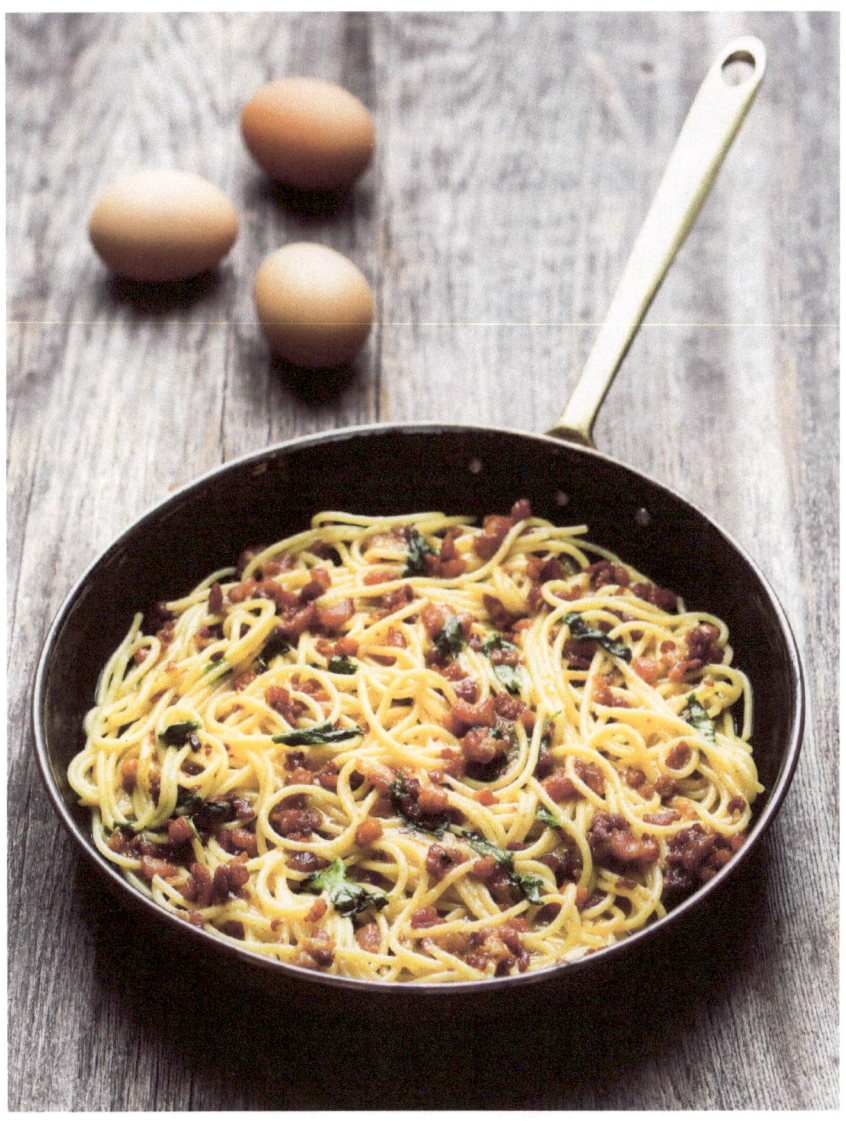

Tipp: Mit geeigneten Kräutern wie zB. Basilikum können Sie die Soße nach Belieben noch verfeinern. Auf Öl beim Anbraten des Schinkens, wie man es in der Pfanne benötigt können Sie durch das Backen im Ofen auch verzichten.

Durch den Ersatz der herkömmlichen Nudeln können Sie eines der beliebtesten Gerichte nun auch in der kohlenhydratreduzierten Variante wieder genießen.

Low Carb Pizzateig

Zutaten:

600 g Mozzarella
100 g Parmesan frisch gerieben
100 g Frischkäse fettarm
50 g Schlagsahne 10% Fett
3 Stk. Eier
150 ml Tomatensoße
1 Stk. Knoblauch gerieben

Nährwerte pro 100g: 16g F, 1g K, 16g E, 217 Kalorien

Zubereitung:

Schritt 1: Heizen Sie den Ofen auf 180 °C vor und bestreichen Sie das Backblech mit Öl.

Schritt 2: Schneiden Sie den Mozzarella in dünne Scheiben. Danach legen Sie mit den Scheiben den Boden vom Backblech aus.

Schritt 3: Nehmen Sie eine Schüssel und geben Sahne, Parmesan, Frischkäse, Knoblauch und Eier hinzu. Vermengen Sie alles gut.

Schritt 4: Die Masse gießen Sie nun langsam über den Mozzarella und verstreichen alles gleichmäßig mit einem Löffel. Backen Sie nun alles ungefähr 30 Minuten auf der tiefsten Stufe bei 180°C.

Schritt 5: Überprüfen sie nach 30 Minuten ob der Teig schon eine gewisse Festigkeit hat, danach nehmen Sie das Blech noch einmal aus dem Ofen und streichen Tomatensauce darüber und belegen ihn mit den gewünschten Zutaten.

Schritt 6: Backen Sie alles noch weitere 10 bis 15 Minuten bis die Pizza schön knusprig ist. Je nach persönlichem Geschmack.

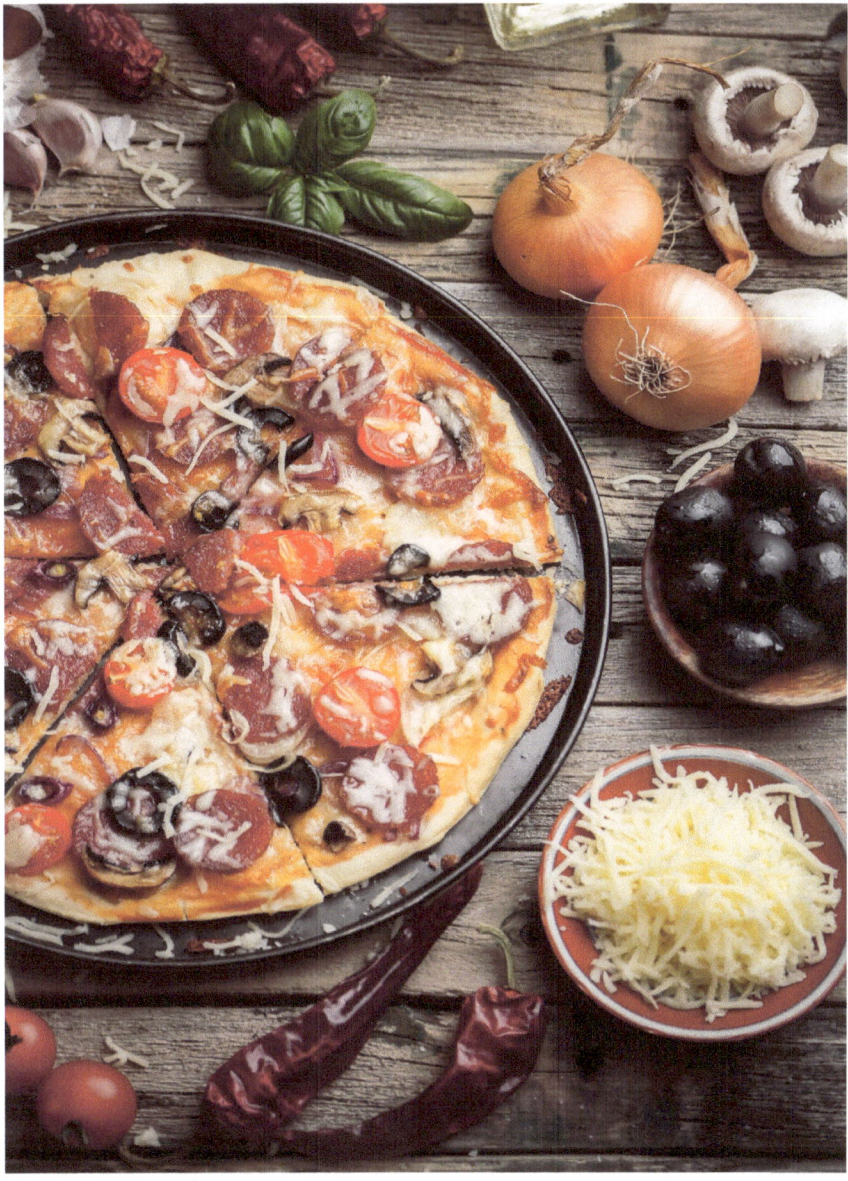

Tipp: Je nach Geschmack wählen Sie die Stärke der Mozzarella Scheiben aus und bestimmen so wie dick der Pizzateig wird.

Durch das Weglassen des herkömmlichen Teiges konnten wir hier die größte Kohlenhydratquelle eliminieren. Je nach Belag können sich die Nährwerte ändern.

Schinken Zucchini Lasagne

Zutaten:

3 große Zucchini
1 Becher Crème légère
1 Mozzarella-Kugel
200 g Kochschinken
75 g Parmesan
1 Zwiebel
1 Knoblauchzehe
200 g passierte Tomaten
1 EL Tomatenmark
1 handvoll frischen Basilikum, gehackt
Oregano, gerebelt
Thymian, gerebelt
Salz und Pfeffer
Kokosöl

Nährwerte pro Portion: 18g F, 10g K, 24g E, 310 Kalorien

Zubereitung:

Schritt 1: Schneiden Sie den Zwiebel in kleine Stücke und geben ihn in eine Pfanne mit etwas Kokosöl, zusammen mit dem gehackten Knoblauch leicht anschwitzen.

Schritt 2: Tomatenmark in die Pfanne hinzugeben und mit den passierten Tomaten ablöschen.

Schritt 3: Würzen Sie nun mit Salz, Pfeffer, Oregano und Thymian nach Belieben, dann lassen Sie alles noch ca. 5 Minuten bei niedriger Hitze köcheln und geben ganz zum Schluss das gehackte Basilikum hinzu.

Schritt 4: Schneiden Sie die Zucchini in ganz dünne Scheiben, geben Sie diese in einen Topf mit kochendem Salzwasser und lassen sie 3 Minuten garen. Legen Sie die Scheiben dann auf einen Teller mit Küchenrolle und tupfen sie trocken.

Schritt 5: Für die Parmesansauce nehmen Sie die Crème légère, den Parmesan und etwas Oregano, danach gut vermischen.

Schritt 6: Nehmen Sie eine Auflaufform und fetten diese mit etwas Öl oder Butter ein. Auf den Boden legen Sie eine Schicht von den Zucchini Scheiben, darüber dann die Schinkenscheiben.

Schritt 7: Nun legen Sie abwechselnd die Tomatensauce, Parmesansauce, Zucchini Scheiben und Schinkenscheiben aufeinander bis alles aufgebraucht ist.

Schritt 8: Zum Schluss schneiden Sie noch den Mozzarella in dünne Scheiben und legen in als oberste Schicht auf die Lasagne. Heizen Sie den Ofen auf 240°C vor und backen die Lasagne 20 Minuten bis sie goldbraun ist.

Tipp: Vegetarier lassen ganz einfach den Schinken weg, funktioniert genauso gut. Bevor Sie den Mozzarella hinauf legen, können Sie die Lasagne schon 3-5 Minuten im Ofen lassen, damit die Masse eine bessere Festigkeit erreicht.

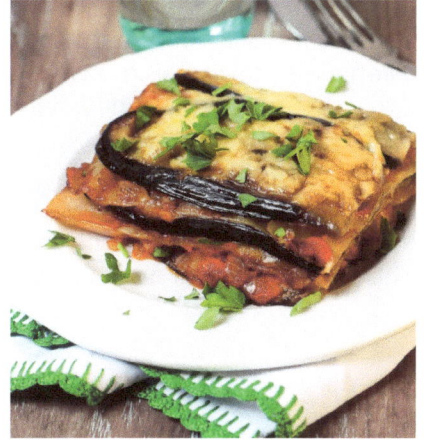

Fleisch

Hähnchenkeule mit Champignons

Zutaten für 2 Personen

4 küchenfertige Hähnchenschenkel (à ca. 200 g)
Paprikapulver
8 runde Tomaten (ersatzweise Strauch- oder Romatotomaten)
200 g Champignons
4 Knoblauchzehen
1 kleine rote Chillischote
6 EL Olivenöl
je 2 Stiele Rosmarin und Thymian
schwarzer Pfeffer und Salz aus der Mühle

Nährwerte pro Portion: 33g F, 38g K, 33g E

Schritt 1: Spülen Sie die Hähnchenschenkel ab, bestreichen Sie eine Auflaufform mit etwas Öl und legen Sie die Hähnchenschenkel hinein, etwas salzen, pfeffern und mit Paprikapulver bestäuben. Den Ofen heizen Sie auf 220°C vor.

Schritt 2: Waschen Sie Champignons, Tomaten und Chillischote. Tomaten, Knoblauch und Champignons in kleine Stücke schneiden. Die Chillischote schneiden Sie auf und entkernen danach in kleine dünne Ringe schneiden.

Schritt 3: Nun geben Sie alle restlichen Zutaten in die Auflaufform und verteilen alles gleichmäßig. Zwischen 35 und 40 Minuten im vorgeheizten Ofen garen lassen.

Schritt 4: In der Zwischenzeit waschen und schneiden Sie die Kräuter und geben diese in den letzten 10 Minuten dazu. Immer wieder zwischendurch die Hähnchenschenkel mit etwas Bratsud übergießen, damit diese nicht trocken werden.

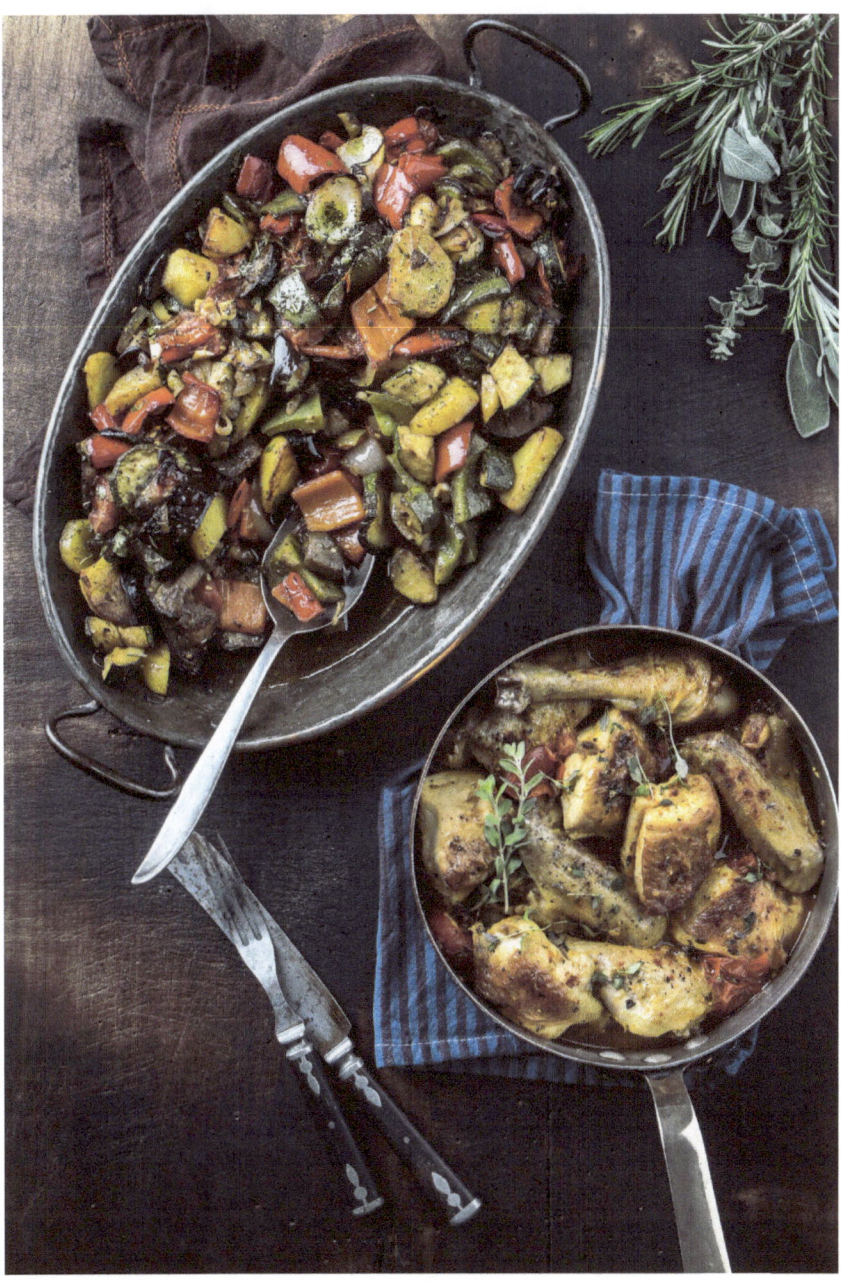

Anmerkung: Das Gericht kann schnell zubereitet werden und umfasst nur wenige Arbeitsschritte und bietet eine schmackhafte Mahlzeit für die ganze Familie.

Hähnchen mit Feta - Tomatensauce

Zutaten für 4 Personen

400 g Hühnchenbrustfilet
2 Zucchinis
400g Strauchtomaten
150 g Fetakäse
2-3 Knoblauchzehen
KokosÖl zum Anbraten
Salz
Pfeffer

Nährwerte pro Portion: 9g F, 3g K, 31,2g E, 223,4 Kalorien

Zubereitung:

Schritt1: Waschen Sie die Hühnerbrust, danach trockentupfen und in Streifen mit gewünschter Stärke schneiden.

Schritt 2: Für die Sauce brauchen Sie Tomaten und den Fetakäse, beides schneiden Sie in Würfeln.

Schritt 3: Die Zucchinis waschen und in ca. 2cm dicke Scheiben schneiden. Danach geben Sie diese mit etwas Kokosöl und den geschnittenen Knoblauchzehen in eine Pfanne und braten diese leicht an.

Schritt 4: Geben Sie die Hühnerbruststreifen in die 2te Pfannen würzen diese mit etwas Salz und Pfeffer und braten sie diese bei mittlerer Temperatur leicht an.

Schritt 5: Nehmen Sie die fertigen Zucchinis aus der Pfanne und belegen Sie den Boden Ihrer Teller damit. Den Knoblauch verstreuen Sie darauf.

Schritt 6: Geben Sie die geschnittenen Tomaten und den Fetakäse in die Pfanne bis der Käse ganz leicht zerrinnt. (diese vorher kurz ausspülen und trockentupfen).

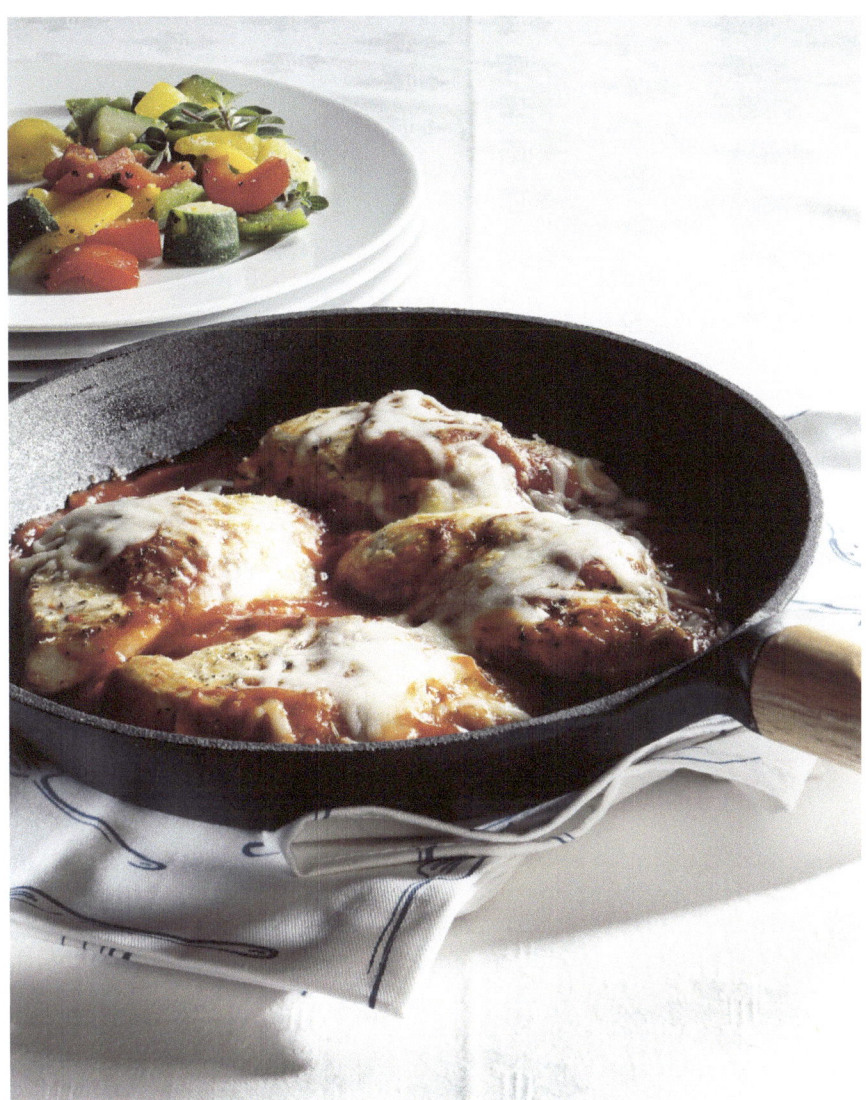

Schritt 7: Legen Sie nun die fertigen Hühnerstreifen auf die Zucchini Unterlage, darüber verteilen Sie die Tomaten mit dem Fetakäse.

Tipp: Sie können statt der geschnittenen Tomaten auch passierte Tomaten verwenden, wenn Ihnen die vorgestellte Variante zu wenig Soße ist.

Diese Mahlzeit eignet sich sehr gut in Diätphase, da sie nicht nur wenige Kohlenhydrate hat sondern auch wenig Fett.

Hackfleisch Omelette

Zutaten für eine Portion:

3 Eiweiß
1 Eigelb
1oog Hackfleisch, gemischt
1 Zwiebel
1 Tomate
2 Frühlingszwiebeln
Etwas Knoblauch
Kokosöl
Salz
Pfeffer
Knoblauch
1 Stück Paprika
Je nach Geschmack: etwas Feta-Käse

Nährwerte pro Portion: 23,3g F, 12,4g K, 35,8g E

Zubereitung:

Schritt 1: Schneiden Sie die Zwiebeln in kleine Stücke und geben es mit 1 TL Kokosöl und dem Hackfleisch in eine Pfanne und braten es leicht an.

Schritt 2: Tomaten, Frühlingszwiebeln, Knoblauch und Paprika waschen und in kleine mundgerechte Stücke schneiden, danach in die Pfannen hinzugeben und etwas schmoren lassen.

Schritt 3: Trennen Sie das Eiweiß vom Eigelb, danach schlagen Sie mit einem Schneebesen das Eiweiß mit nur einem Eigelb solange bis sich kleine Luftbläschen bilden.

Schritt 4: Geben Sie diese Masse nun in eine extra Pfanne und lassen sie bei mittlerer Hitze ca. 2 Minuten stocken. Danach das Omelette umdrehen und von der anderen Seite kurz anbraten.

Schritt 5: Heben Sie das Omelette auf einen Teller und geben Sie die Hackfleischmischung auf eine Hälfte vom Omelette, danach klappen Sie die andere Hälfte darüber – sofort servieren!

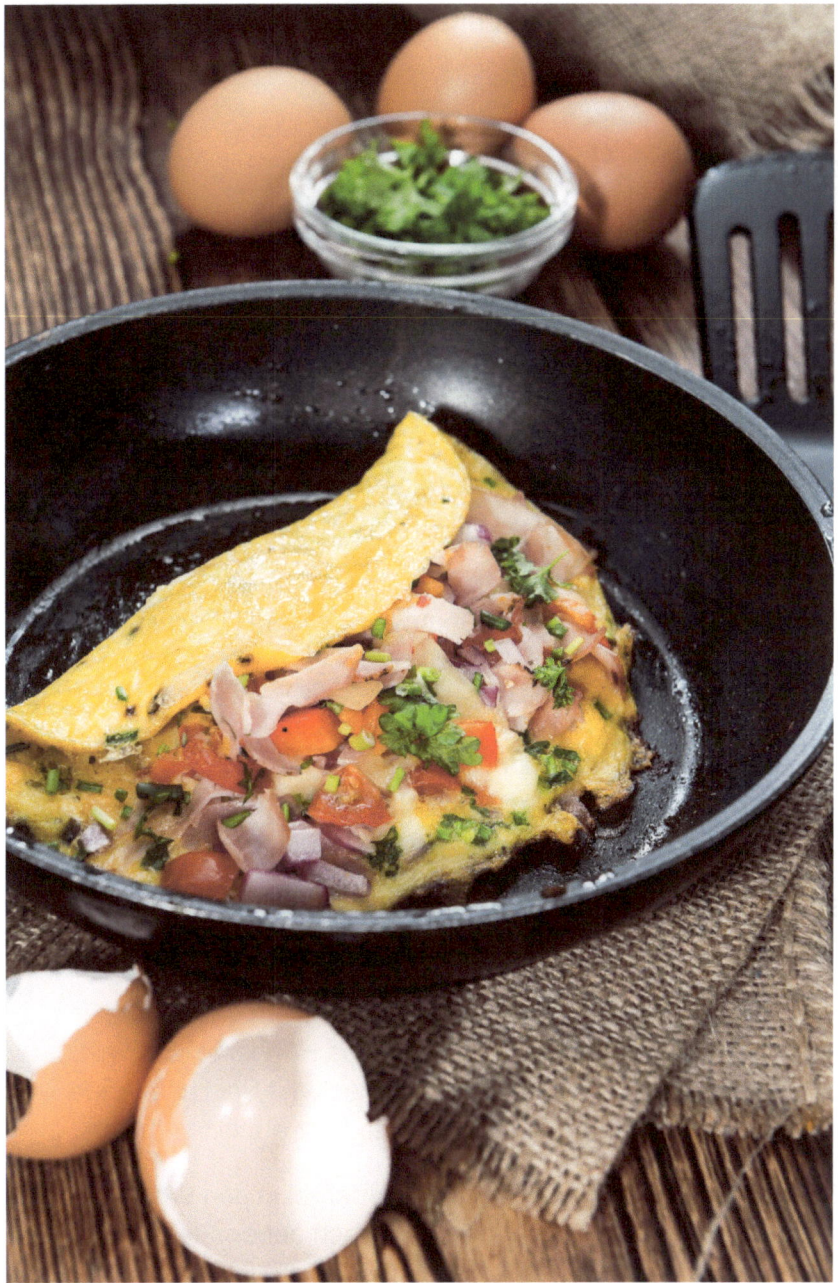

Tipp: Sie können die Füllung nach Belieben abändern. Das Omelette schmeckt auch gut mit Feta Käse – Gurken – Tomaten Füllung.

Hähnchenbrust mit Spargel im Wok

Zutaten für 2 Personen

550 g Hähnchenfilet
250g Spargel, grün
200g Zuckerschoten
1 Stück Ingwer, daumengroß
1 Chilischote, rot
2–3 EL Kokosöl
5–6 EL Sojasoße
Salz
Pfeffer

Nährwerte pro Portion: 9,3g F, 15,6g K, 72,3g E

Zubereitung

Schritt 1: Waschen Sie das Gemüse und das Hähnchefilet gründlich ab.

Schritt 2: Schneiden Sie die Zuckerschoten und das Hähnchenfilet in kleine mundgerechte Stücke, danach entfernen Sie die Enden vom Spargel und schneiden diesen auch in kleine Stückchen.

Schritt 3: Schälen Sie den Ingwer ab, danach hacken Sie ihn mit der Chilischote ganz klein.

Schritt 4: Erhitzen Sie den Wok ganz langsam und lassen das Kokosöl darin schmelzen, geben Sie das Hühnerfleisch hinzu und braten es gut an, je nach Geschmack mit Salz und Pfeffer würzen. Danach legen Sie das Fleisch kurz auf einen Teller.

Schritt 5: Als erstes geben Sie den Spargel in den Wok und braten ihn ungefähr 2 Minuten an, danach geben Sie Ingwer, Chilischoten und Zuckerschoten hinzu, für ca. 3 bis 6 Minuten leicht anbraten und mit etwas Sojasoße ablöschen.

Schritt 6: Geben Sie nun das Hühnerfleisch wieder in den Wok und rühren es unter das Gemüse, weiter kurz anbraten, mit Salz,

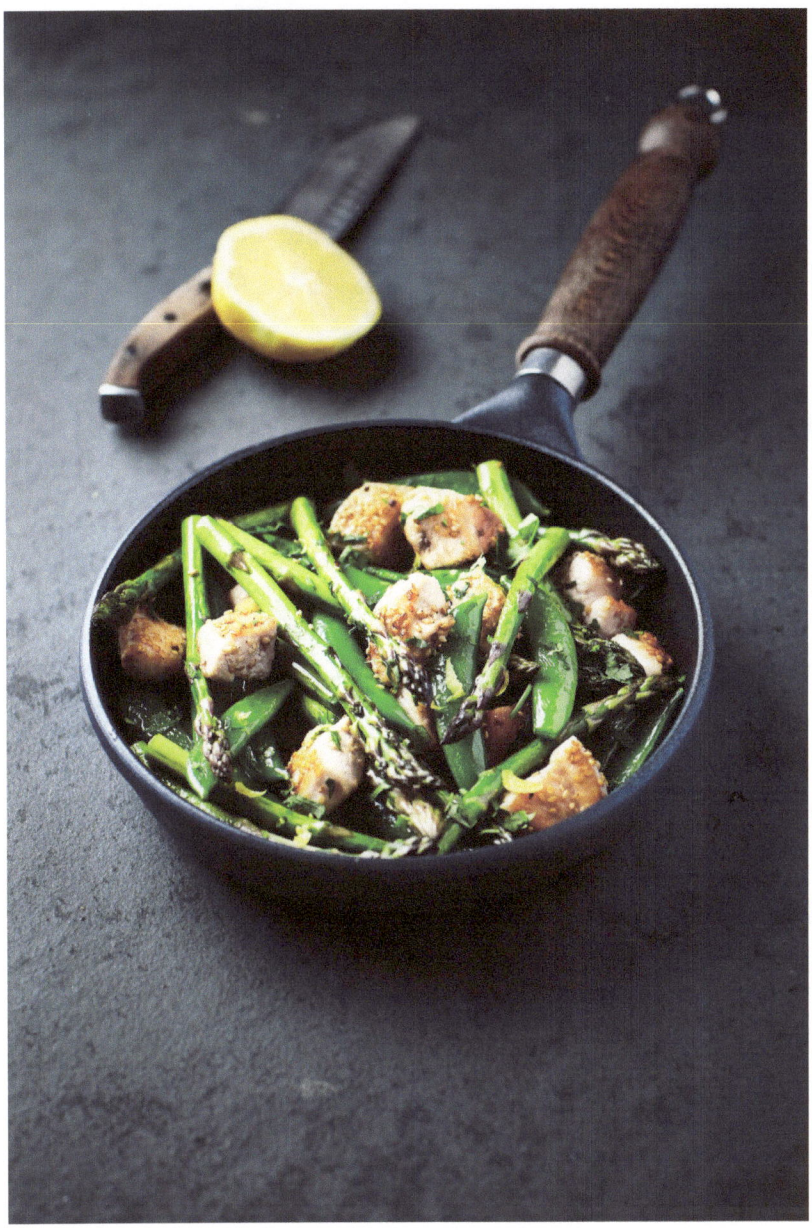

Pfeffer und Sojasoße würzen und servieren.

Tipp: Falls Sie kein Fan von Sojasoßen sind, können Sie diese auch weglassen und mit Wasser ablöschen, würzen Sie dann je nach Belieben.

Bohnen Linsen Lamm Eintopf

Zutaten für 4 Portionen

250 g Gemüsezwiebeln
5 El Olivenöl
500 g gewürfeltes Lammfleisch für Gulasch
1 El edelsüßes Paprikapulver
1 El Tomatenmark
1 Tl ganze Kümmelkörner
600 ml Gemüsebrühe
200 g weiße Bohnen gekocht
1 Knoblauchzehe
5 Zweige Majoran
1 Tl abgeriebene Zitronenschale
200 g Linsen gekocht
1 Bund Petersilie
Salz und Pfeffer aus der Mühle

Nährwerte pro Portion: 26,5g F 14,25g K 37,5g E, 453 Kalorien

Schritt 1: Zwiebeln schälen und klein würfelig schneiden. Geben Sie das gewürfelte Lammfleisch mit den Zwiebeln in einen Topf mit etwas Öl (kein Olivenöl) und braten es scharf an.

Danach geben Sie Tomatenmark, Paprikapulver und den Kümmel dazu. Gießen Sie die Gemüsebrühe darüber und würzen noch mit etwas Salz und Pfeffer nach. Bei geschlossenem Deckel und milder Hitze lassen Sie alles ungefähr 35 Minuten köcheln.

Schritt 2: In der Zwischenzeit waschen Sie die Bohnen und Linsen. Danach schälen Sie den Knoblauch und hacken ihn mit Majoran ganz fein.

Nach 35 Minuten geben Sie Knoblauch, Zitronenschale und Majoran in den Topf, weitere 30 Minuten köcheln lassen.

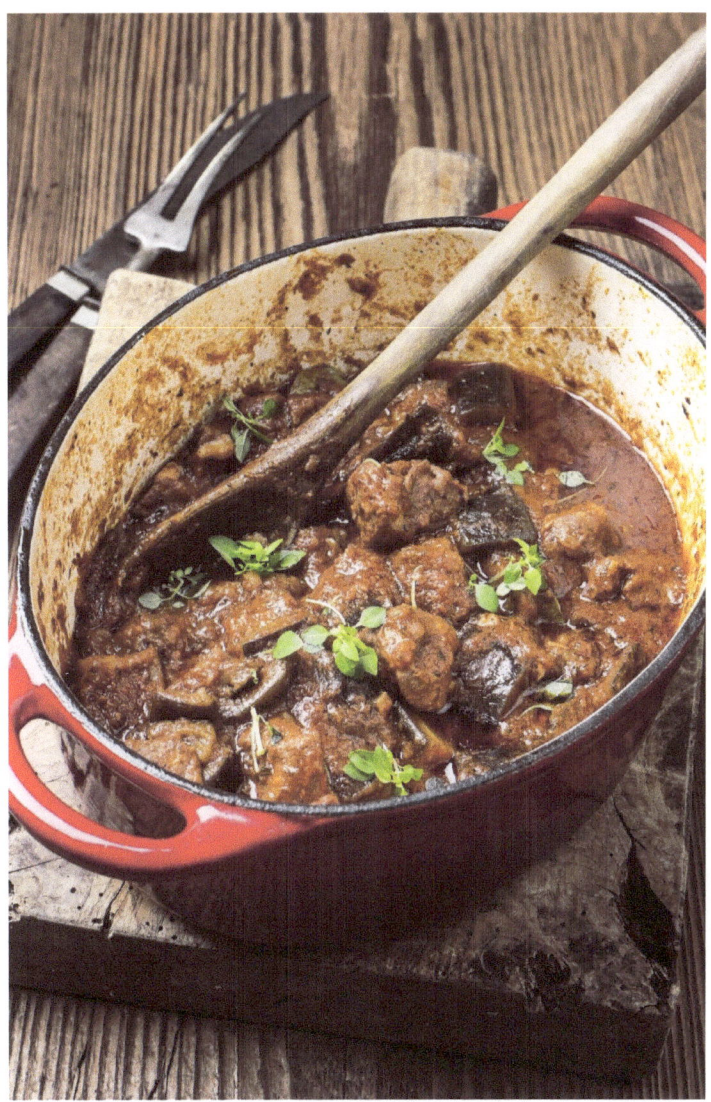

Schritt 3: Ungefähr 5 Minuten vor dem Ende der Garzeit geben Sie Bohnen, Linsen und gehackte Petersilie in den Topf und rühren gut um. Zum Schluss noch einmal mit Pfeffer und Salz je nach Geschmack abschmecken.

Gemüsevariationen

Gefüllte Zucchini

Zutaten für 4 Personen

500g Zucchini
400g Tomaten, gehackt
250g Hackfleisch
150g Champignons
150g Fetakäse
1 Zwiebel
2 Knoblauchzehen
Oregano
Salz und Pfeffer

Nährwerte pro Portion: 19,8g F, 7,9g K, 22,7g E, 303,9 Kalorien

Zubereitung

Schritt 1: Waschen Sie die Zucchinis, danach schneiden Sie diese der Länge nach einmal in der Mitte durch und höhlen sie aus. Das Fruchtfleisch der Zucchini nicht wegwerfen!

Schritt 2: Vermischen Sie das Hackfleisch in einer Schüssel mit einer gehackten Zwiebel und gehacktem Knoblauch (Sie können auch eine Knoblauchpresse verwenden). Dann alles in einer Pfanne mit Öl etwas anbraten.

Schritt 3: Währenddessen können Sie die Champignons und Tomaten waschen und zusammen mit dem Fruchtfleisch der Zucchini in kleine Stücke schneiden. Geben Sie anschließend alles in die Pfanne mit dem Hackfleisch und braten es leicht mit an.

Schritt 4: Wenn das Wasser aus Champignons, Fruchtfleisch und Tomaten halbwegs verdampft ist, können Sie den kleingeschnittenen Feta auch in die Pfanne geben. Sie würzen noch alles mit Pfeffer, Oregano und wenig Salz.

Schritt 5: Nehmen Sie nun die ausgehöhlten Zucchini, legen diese in eine Auflaufform und befüllen sie mit der Hackfleisch

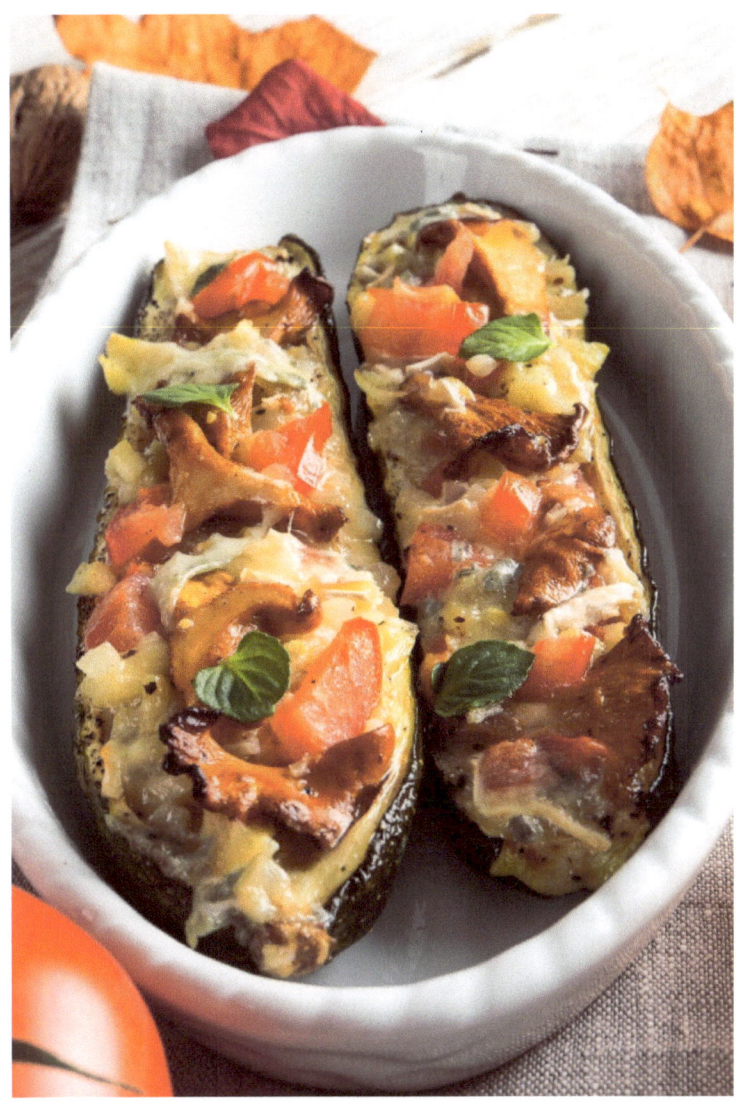

Masse. Für ungefähr 20 bis 25 Minuten bei 180°C im Backofen garen lassen.

Tipp: Braten Sie alles nicht zu viel an, da alles ja noch in den Backofen kommt, hier ist nur wichtig, dass das Wasser aus dem Gemüse verdampft ist. Beim Zugeben des Feta Käses brauchen Sie nicht zu warten bis dieser zerschmilzt.

Gefüllte riesen Champignons

Zutaten 4 Portionen:

20 Riesen-Champignons, (ca. 750 g)
Für die Füllung:
1 Zwiebel
1 EL Butter
200 g Schinken
1 Bund Petersilie
125 g Frischkäse
Pfeffer
Zum Überbacken:
150 ml Sauerrahm

Nährwerte Pro Portion: E 20,25g, F 15,85g K 3,73g Kalorien 247,29

Zubereitung:

Schritt 1: Waschen Sie die Champignons gründlich, danach drehen Sie alle Stiele aus den Hüten heraus. Stiele nicht wegwerfen diese benötigen Sie später noch.

Schritt 2: Zwiebel und 100g der Champignon Stiele ganz klein hacken und in eine Pfanne mit wenig Öl geben. So lange in der Pfanne braten bis das gesamte Wasser aus den Stielen verdampft ist.

Schritt 3: Petersilie und den Schinken auch ganz klein hacken, danach in die Pfanne hinzu geben. Schinken kurz anbraten und dann geben Sie auch den Frischkäse in die Pfanne, mit etwas Pfeffer würzen und alles sehr gut vermischen.

Schritt 4: Nehmen Sie eine Auflaufform mit etwas Öl oder Butter und geben die Füllung in die Champignon Hüte.

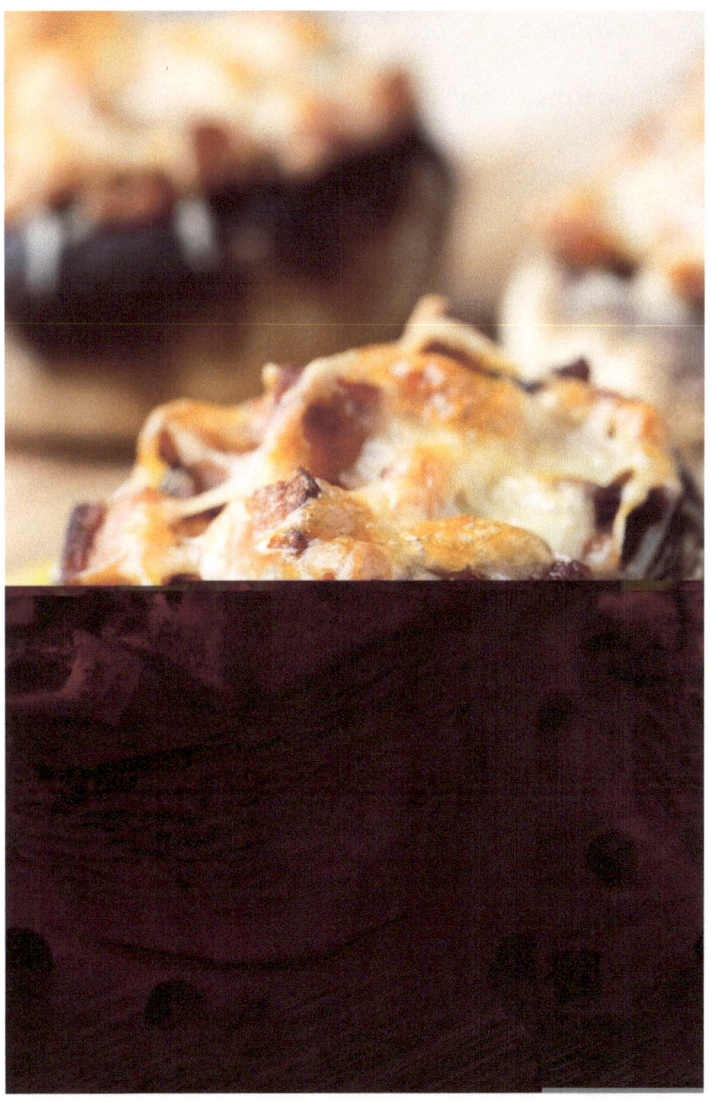

Schritt 5: Die Auflaufform im Ofen bei 220°C auf der mittleren Schiene 15 Minuten backen. Dann geben Sie noch den Sauerrahm in die Auflaufform und backen alles noch einmal weitere 10 Minuten. Gefüllte Champignons mit etwas Sauerrahm Soße servieren.

Avocado – Boote mit Thunfisch

Zutaten für 4 Portionen:

2 Avocado
2 Dosen Thunfisch
1 rote Zwiebel
4 Cherrytomaten
1 Knoblauchzehe
1 EL Olivenöl
Meersalz und Pfeffer

Nährwerte pro Portion: 37,3g F, 10,3g K, 42,1g E

Zubereitung:

Schritt 1: Waschen Sie die Avocados gut ab und schälen diese ganz vorsichtig. Danach schneiden Sie diese der Länge nach einmal in der Mitte durch und entfernen den Kern. Nehmen Sie einen Esslöffel und schälen die Hälfte des Fruchtfleisches heraus.

Schritt 2: Geben Sie den Thunfisch aus der Dose in eine Schüssel und entfernen Sie das Öl vorher so gut wie möglich. Schälen Sie den Zwiebel und den Knoblauch, danach beides klein hacken. Waschen Sie auch die Cherrytomaten gut ab, anschließend ganz klein würfeln.

Schritt 3: Vermengen Sie nun den Thunfisch mit Knoblauch und Zwiebel, danach mit Salz und Pfeffer würzen, geben Sie noch etwas Olivenöl dazu.

Schritt 4: Füllen Sie die Thunfisch Mischung in die Avocadohälften und legen Sie die Cherrytomaten darauf.

Anmerkung: Das Öl aus der Thunfischdose sollte deshalb entfernt werden, da es meistens keine gute Qualität hat. Eignet sich perfekt als eiweißreicher Snack für zwischendurch oder Fingerfood bei einer Party.

Zucchini Tofu Schiffchen

Zutaten für 4 Personen:

200 g Tofu
1/2 Zitrone
1 Bund frischer Thymian
2 Knoblauchzehen
4 mittelgroße Zucchini
400 g Tomaten
100 g Creme fraiche
Salz aus der Mühle
Pfeffer aus der Mühle
50 g Gorgonzola
50 g Champignons
1 Bund Petersilie
1 Bund Frühlingszwiebeln
3 TL Kokosöl

Nährwerte pro Portion: 14g F, 7,9g K, 9g E, 185 Kalorien

Zubereitung:

Schritt 1: Lassen Sie den Tofu gut abtropfen und zerbröseln ihn in eine Schüssel. Waschen Sie nun den Thymian und hacken ihn fein, danach in die Schüssel geben. Knoblauch mit einer Presse auch in die Schüssel drücken. Die Zitronenhälfte drücken Sie auch in der Schüssel aus.

Schritt 2: Waschen Sie die Zucchini und halbieren Sie diese einmal der Länge nach in der Mitte. Das Fruchtfleisch entfernen Sie mit einem Teelöffel und geben es gehackt in eine Schüssel. Die Tomaten auch waschen und in kleine Würfel schneiden.

Schritt 3: Mischen Sie nun die gehackten Zucchini mit den Tomaten, der Creme fraiche und schmecken alles mit Salz und Pfeffer ab. Geben Sie diese Masse in eine feuerfeste Auflaufform. Darin sollten die Zucchini Scheiben später

nebeneinander Platz haben.

Schritt 4: Waschen Sie die Champignons, Petersilie und Frühlingszwiebel gut ab. Schneiden Sie die Champignons und den Gorgonzola in kleine Würfel. Petersilie ganz fein hacken. Die Frühlingszwiebeln schneiden Sie in kleine Ringe. Geben Sie alles in die Schüssel mit dem Tofu und mischen sie gut durch. Zum Schluss noch mit etwas Salz und Pfeffer abschmecken.

Schritt 5: Füllen Sie nun die ganze Tofumasse in die Zucchini Hälften und legen diese anschließend in die Tomatensauce. Schneiden Sie noch ein paar kleine Splitter vom Kokosöl herunter und streuen dieses über die Zucchini.

Schritt 6: Auflaufform in den Backofen geben und bei 200°C für ca. 40 Minuten garen bis die Oberfläche goldbraun ist.

Fisch

Sesam Lachssteak mit Gemüse

Zutaten für 2 Personen

2 Lachssteaks á 200 g
1 rote Paprika
1 Zucchini

1 Möhre
1 große Zwiebel
2 Knoblauchzehen
1 Bio Zitrone
1/2 TL Kreuzkümmel
1/2 TL Oregano getrocknet
½ TL Basilikum getrocknet
1 EL Sesam
Salz und Pfeffer
1 EL Xucker
2 EL Sojasauce
100 ml Gemüse Brühe
1 EL Kokosöl

Nährwerte pro Portion: 28,2g F, 12,9g K, 45,7g E, 501 Kalorien

Zubereitung

Schritt 1: Waschen Sie den Lachs gründlich ab, anschließend mit einer Küchenrolle trocken tupfen und mit Salz und Pfeffer würzen.

Schritt 2: Waschen Sie das Gemüse gut ab, danach schneiden Sie die Möhren in dünne Streifen, dasselbe machen Sie mit Zwiebeln, Knoblauch und Zucchini, diesen davor aber schälen.

Schritt 3: Nun nehmen Sie einen Bräter mit etwas Kokosöl und braten das ganze Gemüse darin etwas an. Danach mit der Gemüsebrühe ablöschen und köcheln lassen. Würzen Sie nun mit Oregano, Basilikum, Kümmel, Xucker und

Sojasauce nach, dann noch mit Salz, Pfeffer und etwas Zitronensaft abschmecken.

Schritt 4: Braten Sie währenddessen die Lachssteaks in einer Pfanne mit etwas Kokosöl für 3-4 Minuten an, geben

Sie danach den Sesam hinzu.

Schritt 5: Wenn die Lachssteaks fertig sind, können Sie diese auf einem Teller mit dem Sesam und dem Gemüse servieren.

Brasilianischer Fischeintopf

Zutaten für 4 Personen

1 kg Fisch, Barsch, Lachs, Zander oder Kabeljau
100 ml Fischfond
200 ml Kokosmilch
200 ml Wasser
4 Knoblauchzehen
2 Zwiebeln
4 Tomaten
1 rote Paprika
1 Bund Koriander
1 Bio Zitrone
2 TL Paprikapulver
2 TL Kurkuma
4 EL Olivenöl
2 EL Kokosöl
Meersalz und Pfeffer

Nährwerte pro Portion: 33,1g F, 5,3g K, 49,7 E, 532 Kalorien

Zubereitung:

Schritt 1: Waschen Sie den Fisch gründlich ab und schneiden Sie ihn in mundgerechte Stücke. Hacken Sie den Koriander ganz fein und geben Sie ihn in eine Schüssel mit den Fischstücken. 2 Knoblauchzehen in eine Schüssel pressen. Geben Sie noch 2 EL Olivenöl und etwas Zitronensaft hinzu. Mit Pfeffer und Meersalz noch würzen und durchmischen, dann eine halbe Stunde in der Marinade ziehen lassen.

Schritt 2: Waschen Sie Paprika, Tomaten ab, und schneiden Sie beides in mundgerechte Stücke. Die geschälte Zwiebel können Sie würfelig oder in dünnen Scheiben schneiden, dasselbe machen Sie mit dem restlichen Knoblauch.

Schritt 3: In einem Kochtopf, Knoblauch und Zwiebel glasig mit etwas Kokosöl anbraten. Danach geben Sie die Tomaten und den Paprika dazu, alles kurz anbraten. Anschließend mit Fischfond ablöschen und für 2-4 Minuten köcheln lassen.

Schritt 4: Geben Sie nun die Fischstücke in den Topf dazu und gießen 200ml Wasser und Kokosmilch hinein. Würzen Sie noch mit Kurkuma und Paprikapulver, dann lassen Sie alles noch weitere 30 Minuten bei mittlerer Temperatur köcheln.

Tipp: Sollte Ihnen die Kokosmilch nicht schmecken können Sie stattdessen auch Wasser nehmen. Das Gericht bietet einen sehr hohen Eiweißgehalt bei vergleichsweißem extrem niedrigem Kohlenhydratanteil.

Gegrillte Forellen

Zutaten für 4 Personen

4 Forellen
4 Fischgrillzangen optional
8 Knoblauchzehen
4 Zweige Rosmarin
8 Zweige Thymian
8 Zweige Koriander
2 Bio Zitronen
3 EL Olivenöl
Meersalz und Pfeffer

Nährwerte pro Portion: 15g F, 1g K, 60g E, 386 Kalorien

Zubereitung

Schritt 1: Waschen Sie die Forellen ganz gründlich ab, dann mit einer Küchenrolle trockentupfen. Salzen Sie nun die Forellen auf beiden Außenseiten und auch innen gut ein.

Schritt 2: Kräuter auch gut waschen, verwenden Sie nur die Blätter, diese von den Stielen abzupfen. Schälen Sie den Knoblauch und schneiden ihn in ganz dünne Scheiben. Die

Zitronen abwaschen und auch in dünne Scheiben schneiden.

Schritt 3: Nehmen Sie eine kleine Schüssel und vermischen die Kräuter mit Olivenöl und Knoblauch. Füllen Sie den Fisch mit der Kräuter – Öl Mischung.

Schritt 4: Nehmen Sie nun die Grillzangen und legen die Forellen hinein. Die restlichen Kräuter und Zitronenscheiben können Sie dann auf den Forellen verteilen. Grillen Sie nun die Forellen ungefähr 15 bis 20 Minuten und wenden Sie diese regelmäßig. Wenn die Haut knusprig ist, können Sie die Forellen servieren.

Tipp: Für dieses Rezept eignet sich auch ein Saibling hervorragend und hat auch kaum Fett und Kohlenhydrate.

Spinat Räucherlachs Quiche

Zutaten für 4 Portionen:

Mozzarella Teig
125g Mozzarella
40ml Olivenöl
50g Mandelmehl
20g Kokosmehl
15g Traubenkernmel
1Ei
1TL Backpulver

Füllung
350g Blattspinat
3 Eier

150g Ziegenfrischkäse
200g Räucherlachs
10ml Olivenöl
Pfeffer

Nährwerte pro Portion: 43,5g F, 4,4g K, 32,4g E 545 Kalorien

Zubereitung:

Schritt 1: Schneiden Sie die den Mozzarella in kleine Würfel und geben ihn in eine Schüssel mit einem Ei. Anschließend pürieren Sie alles ganz fein. Geben Sie nun alle Zutaten für den Teig nach und nach in die Schüssel, zwischendurch alles schön in die Mozzarella Creme einrühren bis ein Teig entsteht. Lassen Sie nun den Teig ungefähr 10 Minuten ruhen.

Schritt 2: Legen Sie Backpapier in eine Quiche oder Auflaufform, verteilen Sie dann den Teig gleichmäßig. An den Rändern kann der Teig ruhig etwas höher sein. Nun geben Sie den Teig bei 180°C in den Ofen und backen ihn ca. 15 Minuten vor, damit der Boden eine festere Konsistenz erreicht.

Schritt 3: Sollte der Blattspinat gefroren sein, tauen Sie diesen vorher auf und drücken anschließend das Wasser gut aus, sonst verändert sich die Konsistenz vom Teig. Geben Sie den Spinat in einen Topf und dünsten ihn bis der Großteil der Flüssigkeit verdampft ist. Rühren Sie dann den Ziegenfrischkäse darunter und schalten Sie den Herd auf eine niedrigere Hitze. Mischen Sie nun die Eier und den Räucherlachs darunter und würzen mit etwas Pfeffer nach.

Schritt 4: Wenn der Boden fertig vorgebacken ist, können Sie die Blattspinat Mischung darauf gleichmäßig verteilen und für weitere 30 Minuten im Ofen weiter backen.

Tipp: Sie können auch etwas Parmesan oder Pizzakäse (sparsam) auf der Blattspinat Mischung verstreuen. Salz benötigen Sie durch den Räucherlachs und den Käse eigentlich nicht.

Räucherlachs Wraps

Zutaten:

Für die Wraps:
3 Eier
2 TL Kokosöl
Salz und Pfeffer
Paprikapulver - süß

Für die Füllung:
30 g Tiefkühl-Erbsen
100 g Frischkäse
2ml Zitronensaft
¼ Bund Dill fein gehackt
50 g Rucola
100 g Räucherlachs
Salz
Pfeffer

Nährwerte pro Portion: 35g F, 4g K, 29g E, 425 Kalorien

Zubereitung:

Schritt 1: Verquirlen Sie die Eier mit einem Schneebesen in einer Schüssel, mit Salz, Paprikapulver und etwas Pfeffer würzen.

Schritt 2: Lassen Sie die Tiefkühl – Erbsen in heißem Wasser auftauen und seihen Sie anschließend das Wasser ab. In einer Schüssel pürieren Sie mit einem Mixstab die Erbsen zusammen mit dem Frischkäse. Den Zitronensaft, fein gehackten Dill etwas Pfeffer und Salz mit der Frischkäse – Erbsen Masse verrühren.

Schritt 3: Geben Sie 1 TL Kokosöl in eine Pfanne und gießen die Hälfte der Eiermasse hinein. Lassen Sie die Masse stocken und wenden das Omelett nach ca. 2-3 Minuten, danach auf der anderen Seite auch gleichmäßig anbraten.

Anschließend legen Sie das fertige Omelett auf einen Teller und wiederholen den Vorgang mit der restlichen Eiermasse.

Schritt 4: Waschen Sie den Rucola und schneiden ihn in kleine Stücke .Streichen Sie die Frischkäse – Erbsen Masse gleichmäßig auf eine Seite der Omelette. Danach nur mehr Rucola und Räucherlachs darauf verteilen und die Omelette zu Wraps einrollen.

Garnelen Pfanne

Zutaten für 2 Portionen:

10 ausgelöste Bio Garnelen ohne Kopf
1/2 rote Paprika
1/2 gelbe Paprika
1 mittlere Zucchini
5 mittlere Champignons
3 Rosmarinzweige
2 TL Kokosöl
1 EL Olivenöl
2 Knoblauchzehen
6 Cherrytomaten
1/2 Zitrone
Salz und Pfeffer

Nährwerte pro Portion: 10,4g F, 8g K, 23,4g E 229 Kalorien

Zubereitung

Schritt 1: Schälen Sie den Knoblauch, anschließend ganz fein hacken. Gießen Sie 1 EL Olivenöl in eine Schüssel, legen Sie danach die Hälfte vom Knoblauch und die Garnelen in Öl ein. Mit Salz etwas würzen.

Schritt 2: Waschen Sie das ganze Gemüse. Entfernen Sie die Kerne von der Paprika. Paprika, Zucchini und Tomaten in kleine Stücke schneiden. Champignons auch waschen und vierteln. Rosmarin ganz fein hacken.

Schritt 3: 1TL Kokosöl in eine Pfanne geben, und als erstes den Zucchini anbraten, dann die Tomaten und den Paprika. Zum Schluss noch den Rest vom Knoblauch und den gehackten Rosmarin hinzugeben. Alles mit etwas Salz und Pfeffer abschmecken. Diese Herdplatte auf die niedrigste Stufe zurück schalten, damit das Gemüse nicht kalt wird.

Schritt 4: Garnelen in einer anderen Pfanne mit 1TL Kokosöl anbraten und mit dem Zitronensaft ablöschen. Diese dann zusammen mit dem Gemüse auf einem Teller servieren.

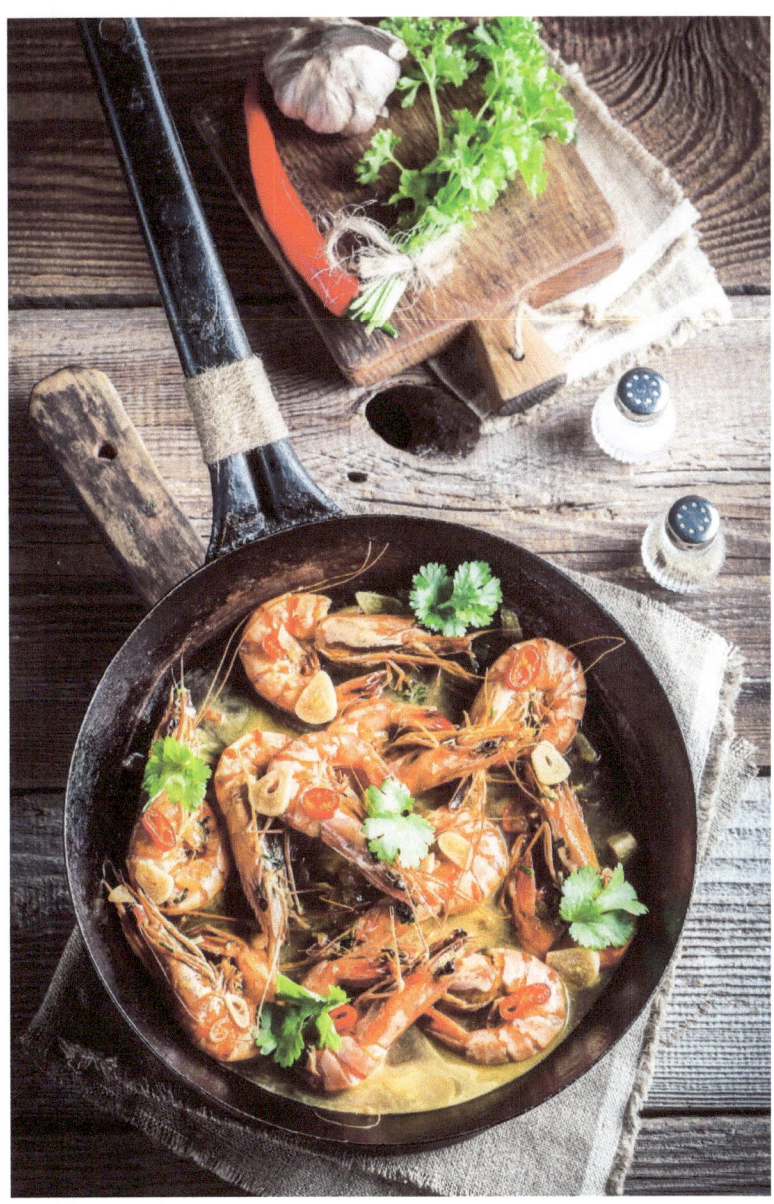

Lachsspieße mit Rucola

Zutaten für 2 Portionen:

2 Lachsfilets (ca. jeweils 200g)
Rucola nach Belieben
50g Parmesan
1 Frühlingszwiebel
1 EL Olivenöl
1 EL Kokosöl
Salz und Pfeffer
4 Holzspieße

Nährwerte pro Portion: 52g F, 3g K, 48g E, 682 Kalorien

Zubereitung:

Schritt 1: Waschen Sie den Rucola und die Frühlingszwiebel. Geben Sie den Rucola in eine Schüssel und vermischen ihn mit einem EL Olivenöl. Die Zwiebel ganz klein hacken und mit dem Rucola vermischen.

Schritt 2: Spülen Sie die Lachsfilets gründlich mit Wasser ab. Schneiden Sie die Filets würfelig in ca. 10- 12 gleich große Stücke und stecken diese auf die Spieße, dann noch mit Salz und Pfeffer würzen. Geben Sie die Spieße in eine Pfanne mit 1 EL Kokosöl und braten die Lachstücke auf jeder Seite langsam gleichmäßig an.

Schritt 3: Verteilen Sie die Rucola – Zwiebel – Mischung gleichmäßig auf 2 Tellern. Streuen Sie den grob geriebenen Parmesan darüber und legen die Lachsspieße darauf.

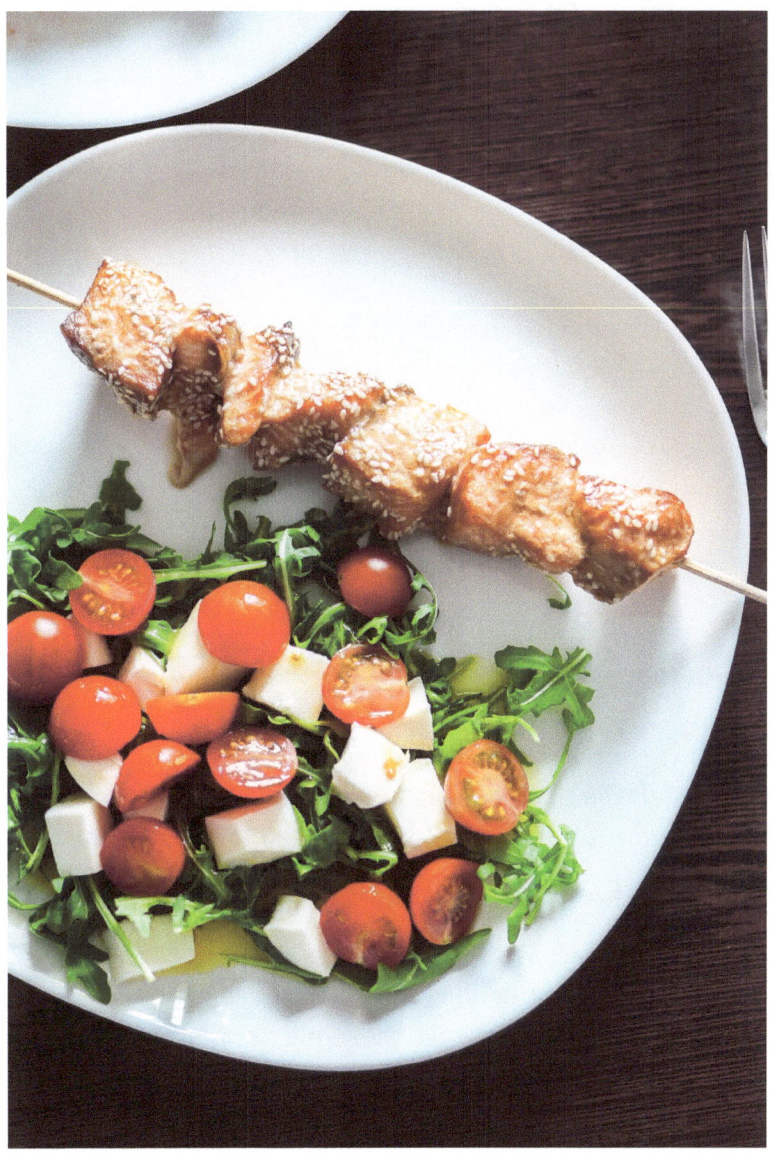

Tipp: Benutzen Sie unbedingt eine Pfanne in der die Spieße Platz haben, ansonsten braten Sie die Lachsstücke ohne Spieße in der Pfanne an und stecken diese erst nach dem Braten auf die Spieße.

Spinatsalat mit Lachs

Zutaten für 2 Portionen:

300 g Wildlachs
200 ml Gemüsebrühe
100 g Kichererbsen (Dose oder Tiefkühl)
8 g geriebener Ingwer
1 Knoblauchzehe fein gehackt
2 TL Zitronensaft
Salz und Pfeffer
200 g junger Spinat
3 Stiele Minze
2 TL Essig
1 EL Olivenöl

Nährwerte pro Portion: 13g F, 18g K, 41g E, 360 Kalorien

Zubereitung:

Schritt 1: Heizen Sie zuerst den Ofen auf 100°C vor. Bestreichen Sie den Lachs mit etwas Gemüsebrühe, bedecken Sie ihn anschließend mit einer Frischhaltefolie und lassen ihn 15 Minuten im Ofen garen.

Schritt 2: Kichererbsen auftauen oder aus Dose nehmen und abwaschen. Geben Sie die Kichererbsen anschließend in eine Schüssel und vermischen Sie diese mit der restlichen Gemüsebrühe, dem ganz fein gehackten Knoblauch, Ingwer und 2TL Zitronensaft. Pürieren Sie alles ganz fein bis Sie eine Creme erhalten. Zum Schluss noch alles mit Salz und Pfeffer abschmecken.

Schritt 3: Mischen Sie den gewaschenen Spinat mit der Minze und machen alles mit Essig und Öl ab. Portionieren Sie den Salat auf 2 Teller und legen den Lachs darauf, anschließend noch mit der Kichererbsen - Creme garnieren.

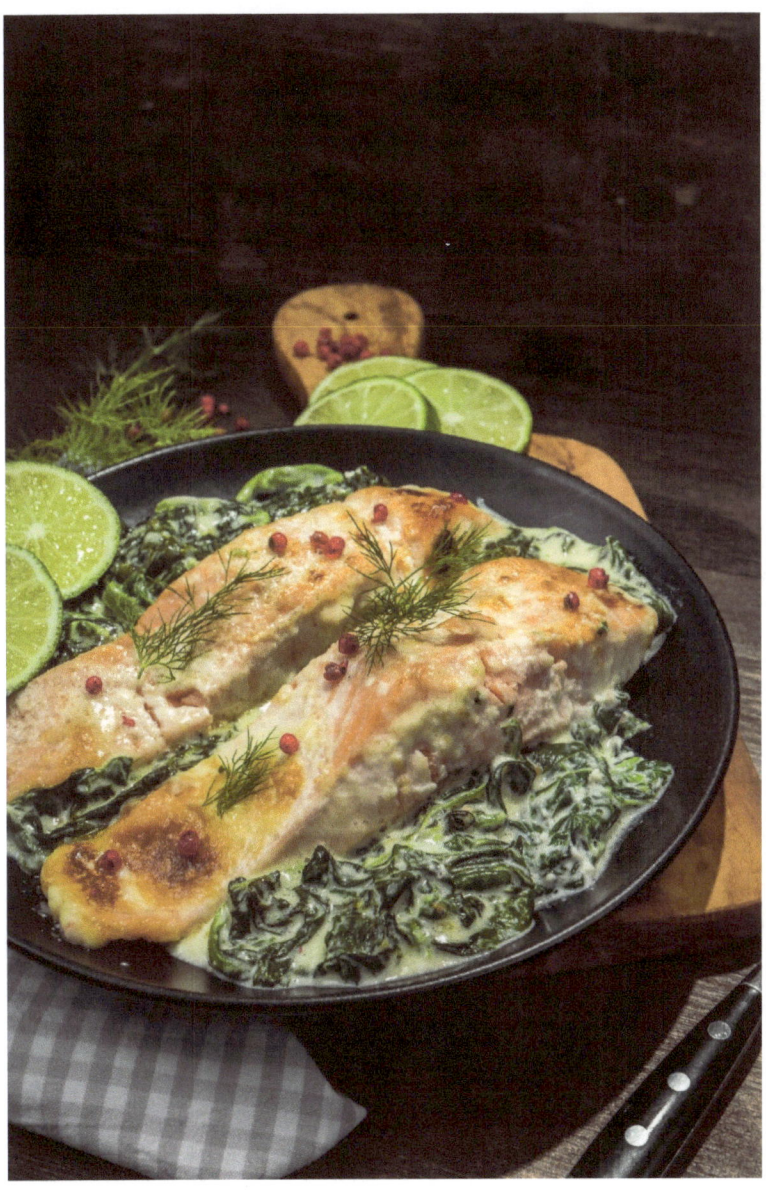

Tipp: Statt der Frischhaltefolie können Sie auch einen speziellen Dampfgarbeutel nehmen, oder den Lachs überhaupt in einem Dampfgarer machen. Funktioniert auch ohne Ingwer.

Vegan

Satay Spieße Vegan mit Erdnusssauce

Zutaten:

250g Tempeh

Marinade:	**Erdnusssauce:**
1 Knoblauchzehe	1 Jungzwiebel
1 Stück Ingwer (2cm)	1EL Kokosöl
1TL Chilipulver	1/2 Stange
1/2TL Kurkumapulver	Zitronengras, gehackt
1/2TL Korianderpulver	70g Erdnussbutter
1/2TL Salz	20g Erdnüsse, gehackt
4EL Sojasauce	100ml Kokosmilch
1/2TL Agavendicksaft	1EL Sojasauce
	1 rote Chili, gehackt
	1EL Limettensaft
	Salz

Nährwerte pro 100g: 36g F, 22g K, 32,5g E,

Schritt 1 – Zubereitung der Marinade:

Den Ingwer schälen, und zusammen mit dem Knoblauch ganz fein hacken, danach mit Agavendicksaft und Sojasauce vermischen. Dann mit Kurkuma, Koriander und Chillipulver sowie Salz würzen. Schneiden Sie den Tempeh in ca. 1 bis 2cm dicke Streifen. Nehmen Sie einen Behälter und legen Sie die Tempeh in die Marinade und lassen sie für ungefähr eine Stunde ziehen.

Schritt 2: In der Zwischenzeit können Sie die Jungzwiebeln ganz fein hacken und in einer Pfanne mit Kokosöl rösten.

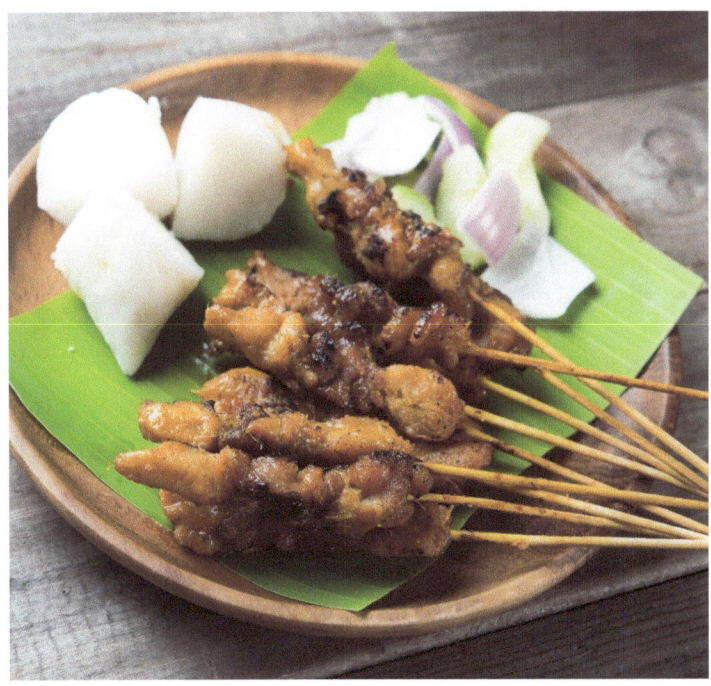

Schritt 3: Nehmen Sie einen Topf und vermischen Sie die Sojasauce, Zitronengras, Erdnussbutter, Erdnüsse und die Kokosmilch. Erhitzen Sie die Sauce ganz leicht und rühren Sie um. Zum Schluss geben Sie noch die gehackte Chili hinzu und schmecken alles mit Limettensaft und einer Prise Salz ab.

Schritt 4: Nehmen Sie den Tempeh aus der Marinade und lassen Sie ihn abtropfen und stecken in gerade auf Holzspieße. Sie können ihn nun in einer Pfanne mit Kokosöl oder auf dem Grill anbraten. Danach einfach mit der Erdnusssauce garnieren und servieren.

Tipp: Sie können das Rezept auch mit Tofu statt Tempeh genauso anwenden, dasselbe gilt für die nicht vegane Variante mit Hühnerfleisch.

Süßes zur Nachspeise

Protein Käsekuchen

Zutaten für 8 Portionen

200g Frischkäse 0,2%
200g körniger Frischkäse
200g Quark (20%)
4 Eier
1 EL Backpulver
2 TL Schoko-Puddingpulver
120g Xucker Light
1 EL Kakao (> 60%)
30g Schoko-Proteinpulver
Ein wenig Vanillearoma
Einige gehackte Nüsse

Nährwerte pro Portion: 6,6g F, 3,9g K, 15g E, 137 Kalorien

Zubereitung:

Schritt 1: Heizen Sie den Backofen auf 180°C vor (Umluft) Nehmen Sie davor das Backblech heraus und legen es mit Backpapier aus.

Schritt 2: Nehmen Sie eine große Schüssel und verrühren alle Zutaten gut bis Sie einen schönen Teig erhalten.

Schritt 3: Verwenden Sie nun eine eingefettete Kuchenform (kann auch ohne Boden sein) und befüllen diese mit dem Teig, dann glattstreichen.

Schritt 4: Nun geben Sie das Backblech mit der Kuchenform in den Ofen und backen diesen ungefähr 30 Minuten.

Schritt 5: Aus dem Ofen nehmen, abkühlen lassen und bei Bedarf mit etwas Puderxucker (nicht Zucker!) bestreuen.

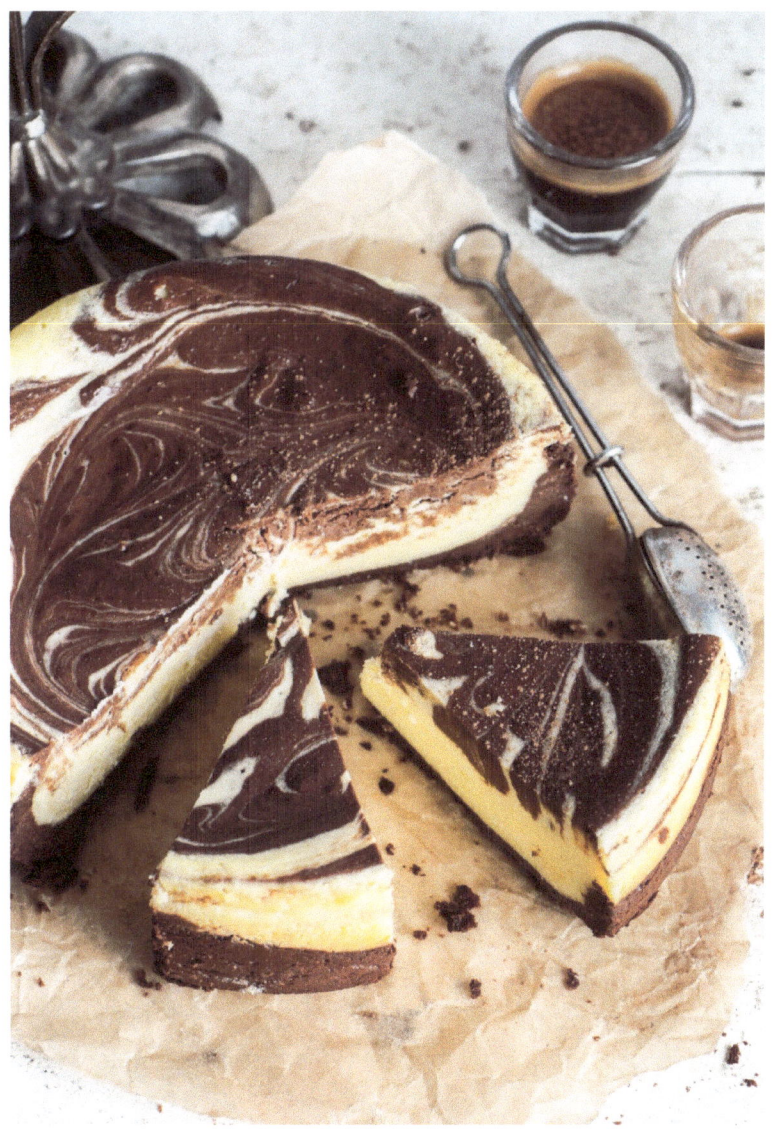

Tipp: Bevor Sie den Kuchen aus dem Ofen nehmen können Sie noch kurz die Oberhitze dazu schalten, damit Sie eine bessere obere Kruste erreichen. Dieses Rezept ist schnell zubereitet und man merkt eigentlich keinen Unterschied zu einem anderen Schokokuchen.

Kaiserschmarren

Zutaten:

25 g Kokosmehl
15 g Goldleinsamenmehl
20 g Xylit
60-65 ml Milch (oder Milchersatz)
3 große Eier
3 EL Mandelblättchen
1 1/2 EL Kokosöl
2 TL Puderxucker
1/4 TL gemahlene Vanille
1 Prise Salz

Nährwerte pro 100g: 17g F, 9g K, 12g E,

Zubereitung:

Schritt 1: Trennen Sie die Eier und geben Sie das Eigelb in eine Schüssel, dort vermengen Sie es gut mit Milch und Xylit. Das Eiweiß mit einem Mixer in einer anderen Schüssel steif schlagen.

Schritt 2: In einer weiteren extra Schüssel vermischen Sie das Goldleinsamenmehl, Vanille und das Kokosmehl mit einer kleinen Prise Salz.

Schritt 3: Diese Mehlmischung rühren Sie langsam mit einem Schneebesen in die Schüssel mit der Eier – Milch Mischung ein.

Schritt 4: Jetzt rühren Sie ganz vorsichtig noch das Eiweiß darunter bis ein gut durchmischter sämiger Teig entsteht.

Schritt 5: Erhitzen Sie das Kokosöl in einer Pfanne, danach geben Sie den Teig hinein und verstreichen ihn mit einem Löffel. Geben Sie den Deckel darüber und backen den Teig 3 bis 4 Minuten bei mittlerer Hitze bis er goldbraun ist, danach wenden und zerteilen. Backen Sie die zerteilten Stücke langsam weiter, bis sie die von Ihnen gewünschte Konsistenz erreichen.

Schritt 6: Bestreuen Sie den fertigen Kaiserschmarren noch mit Mandelblättchen.

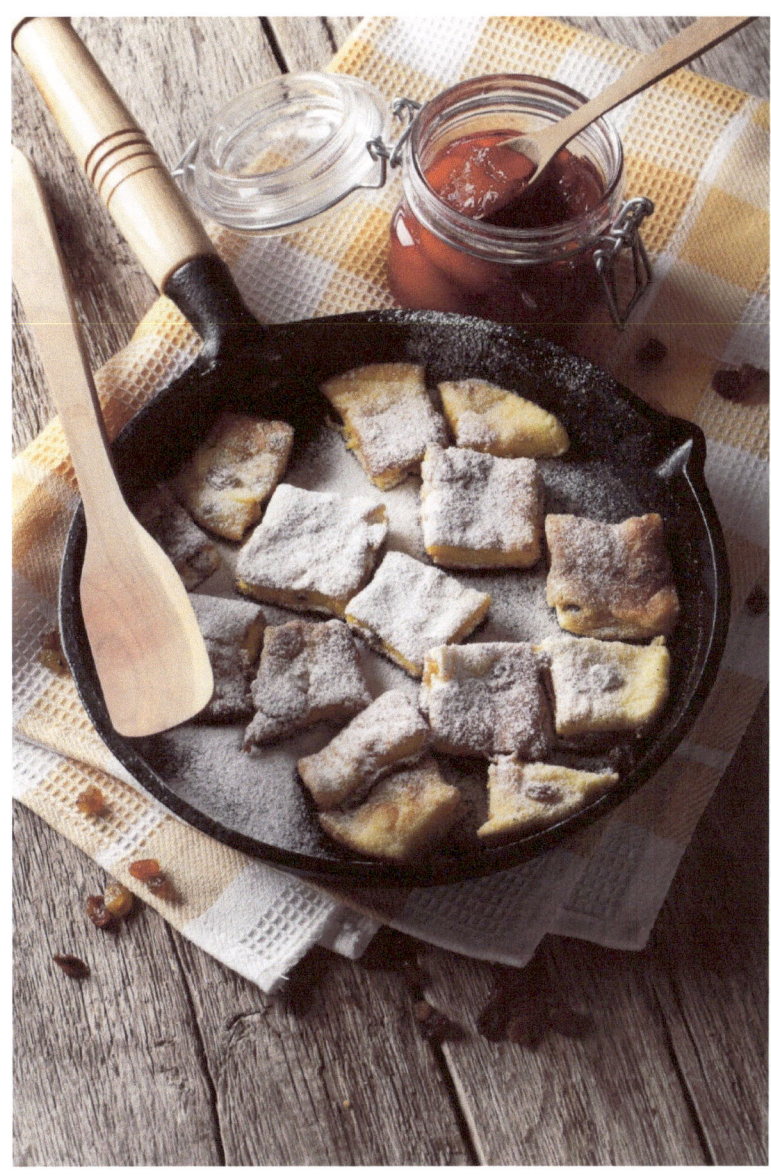

Schritt 7: Nun können Sie den Kaiserschmarren auf 2 Tellern anrichten und mit Puderxucker bestreuen.

Tipp: Mandelblättchen kurz vor dem Ende hinzugeben und leicht mit backen. Sie können den Kaiserschmarren mit zuckerfreien Marmeladen und Früchten servieren.

Schoko Cookies

Zutaten für 8 Cookies

50g Schokolade, gehackt, zuckerfrei
40g Mandeln, gemahlen
40g Mandeln, gehackt
2 EL Schlagsahne
1 EL Butter
1 Ei
0,5 Fläschchen Vanillearoma
0,5 TL Natron
1 TL Xucker
1 Prise Salz

Nährwerte pro Cookie: 10,3g F, 3,2g K, 3,8g E, 122,8 Kalorien

Zubereitung:

Schritt 1: Nehmen Sie eine Schüssel und geben Sie alle Zutaten bis auf die Schokostücke in eine Schüssel und verrühren Sie alles gut zu einem cremigen Teig.

Schritt 2: Anschließend rühren Sie die Schokostücke in den Teig ein und stellen den Teig für ungefähr eine halbe Stunde in den Kühlschrank.

Schritt 3: Backofen auf 180°C vorheizen, davor Backblech herausnehmen und mit Backpapier auslegen.

Schritt 4: Nehmen Sie den Teig aus dem Kühlschrank und geben Sie mit einem Löffel portionsweise den Teig auf das Backblech. Ungefähr 1EL pro Portion, danach backen Sie die Cookies zwischen 10 und 13 Minuten bis sie goldgelb sind.

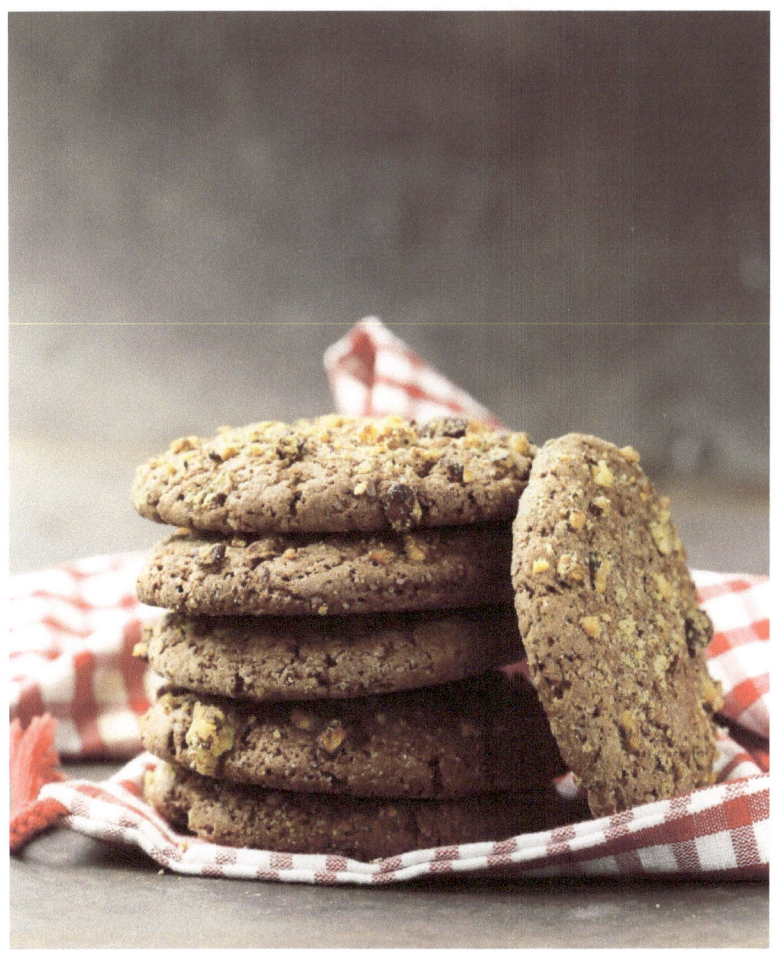

Tipp: Die Cookies halten ein paar Tage und eignen sich auch optimal für unterwegs.

Blaubeer Muffins

Zutaten für 6 Portionen

70g Mandelmehl
1 Tasse Blaubeeren
3 Eier
60g Butter
1 Vanilleschote
1/2 TL Stevia
1 TL Backpulver
1 Prise Salz

Nährwerte pro Muffin: 13,1g F, 1,4g K, 8,9g E, 172 Kalorien

Zubereitung

Schritt 1: Heizen Sie den Backofen auf 180°C vor. Trennen Sie die Eier, das Eiweiß schlagen Sie mit einem Mixer zu Schnee und das Eigelb geben Sie in eine Schüssel. Erhitzen Sie die Butter in einem Topf, anschließend in die Schüssel mit dem Eigelb geben und gut verrühren.

Schritt 2: Nehmen Sie die Vanilleschotte und kratzen Sie die Vanille in die Schüssel. Danach geben Sie Mandelmehl, Stevia und eine Prise Salz dazu, alles gut verrühren. Das Eiweiß langsam in die Masse unterrühren. Jetzt geben Sie noch die Blaubeeren hinzu, diese rühren Sie ganz vorsichtig unter den Teig.

Schritt 3: Verteilen Sie nun den Teig gleichmäßig in den Muffinformen und backen diese ungefähr 15 bis 20 Minuten bis sie schön goldbraun sind.

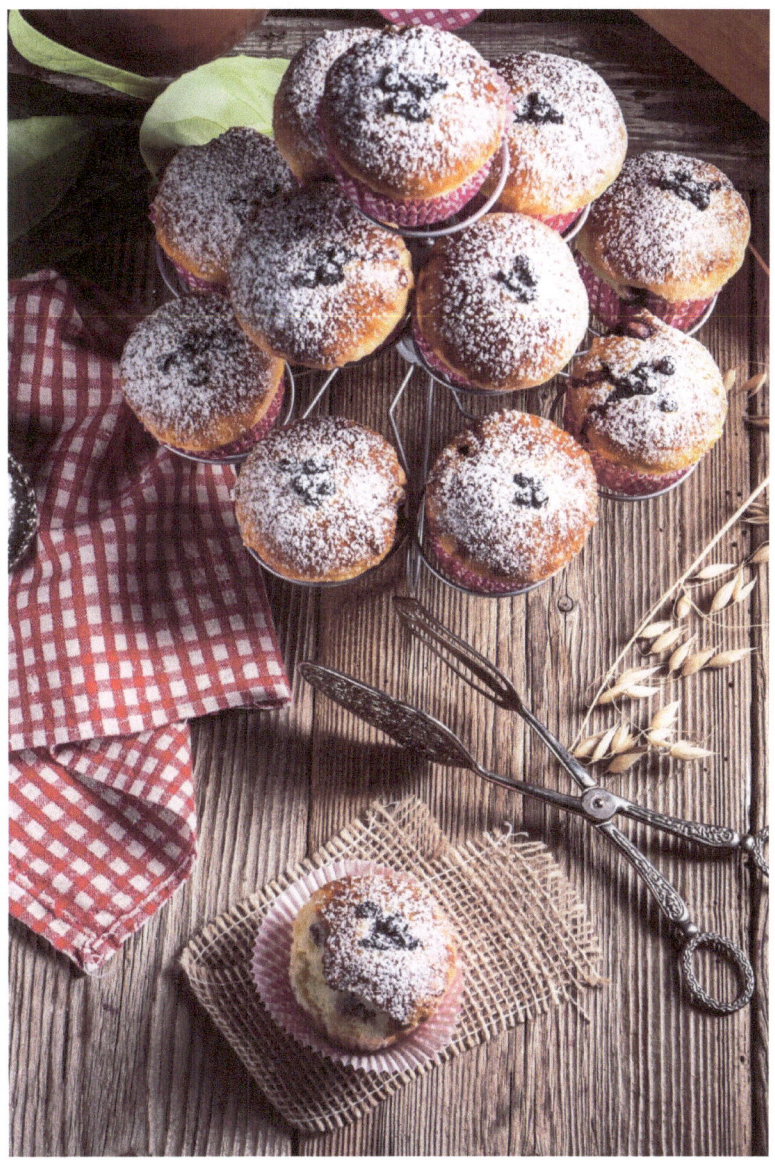

Tipp: Nehmen Sie ein Muffinblech in das Sie noch einzelne Muffinformen aus Papier legen können bevor Sie diese mit Teig befüllen, dass erleichtert später das Herausnehmen. Das Rezept funktioniert auch mit Himbeeren und Erdbeeren.

Pfannkuchen

Zutaten für 4 Portionen

100 g Sojamehl
3 Eier
Xucker
300 ml Milch
100 g Mandelmehl
1 TL Weinsteinbackpulver
1 Prise Salz
1 TL Kokosöl
Bio Erdbeerkonfitüre (low carb Variante)

Nährwerte pro Portion: 12,8g F, 6,4g K, 28,4g E, 266 Kalorien

Zubereitung:

Schritt 1: Das Eigelb und das Eiweiß der Eier in 2 Schüsseln trennen. Geben Sie Sojamehl, Milch, Xucker, Mandelmehl und Backpulver in die Schüssel mit dem Eigelb. Rühren Sie alles langsam zu einem glatten Teig. Sollte die Konsistenz zu fest sein können Sie noch etwas Wasser hinzugeben.

Schritt 2: Das Eiweiß schlagen Sie mit einem Schneebesen steif und heben es unter den Teig.

Schritt 3: Geben Sie den TL Kokosöl in eine beschichtete Pfanne (Keramikpfannen eignen sich in der Regel sehr gut) und erhitzen Sie es bis das Öl zergeht. Nun gießen Sie Teig für einen Pfannkuchen in die Pfanne und backen diesen bei mittlerer Temperatur bis sich kleine Bläschen bilden, danach wenden Sie

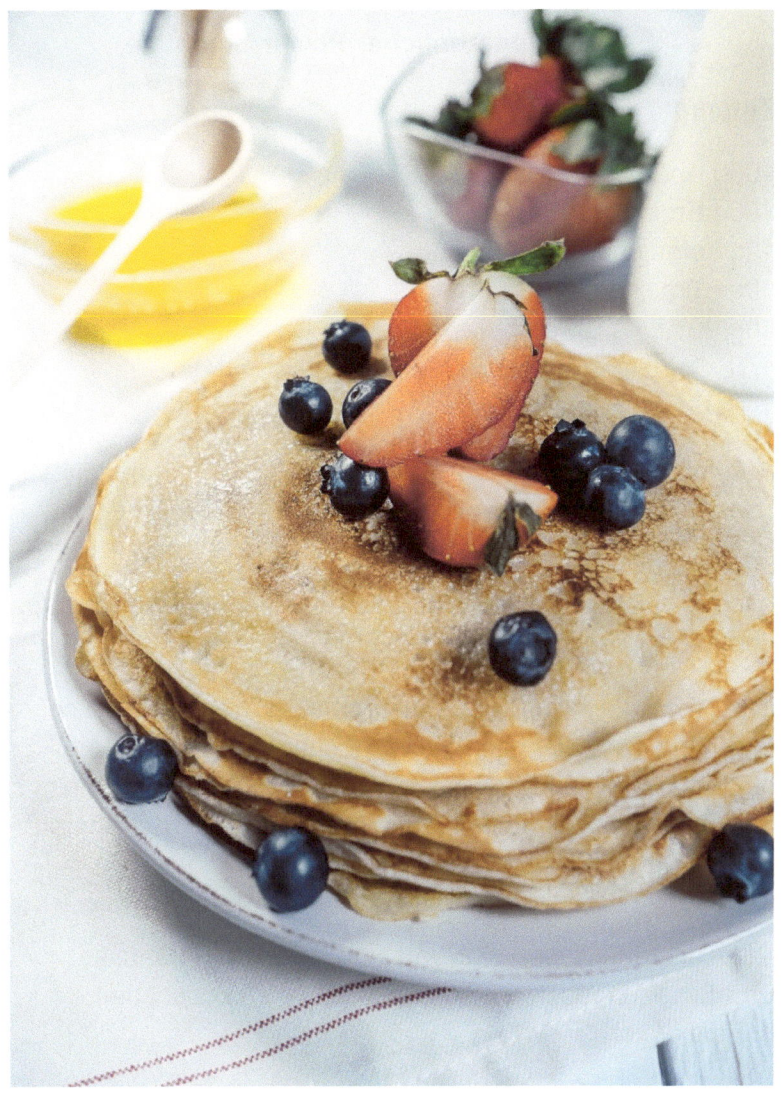

den Teig und backen ihn von der anderen Seite. Danach bei Bedarf mit etwas Erdbeerkonfitüre servieren.

Tipp: Achten Sie bei der Erdbeerkonfitüre auf den Zuckergehalt, hier gibt es mittlerweile auch schon Low Carb Produkte. Mit dem Kokosöl sparsam umgehen, es ist sehr ergiebig.

Mein persönlicher Power Smoothie

Zutaten:

100g Apfel
100g Erdbeeren
10g Leinsamen
10g Kürbiskerne
40g 90%iges Eiweißpulver
1 TL Spirulina Algenpulver
1 TL Gerstengras

Nährwerte pro Portion: 42,1g E, 21,1 K, 8,1g F, Kalorien 346

Zubereitung:

Alles in einen Smoothie Mixer geben, etwas Wasser dazu geben und kurz mixen lassen.

Der Smoothie ist in 2 Minuten zubereitet und schmeckt sehr gut. Man führt hochwertiges Eiweiß, hochwertige Öle, Mineralstoffe und Vitamine auf natürlichem Weg zu. Ich persönlich trinke den Smoothie jeden Tag am Vormittag als kleine Zwischenmahlzeit.

Weitere Power Snacks für zwischendurch:

Verschiedene Nusssorten wie zum Beispiel: Paranüsse, Erdnüsse (ungesalzen) oder Walnüsse - Vorsicht bei Nussallergien.

Magerquark in Kombination mit verschiedenen Früchten
Hüttenkäse mit frischem Schnittlauch

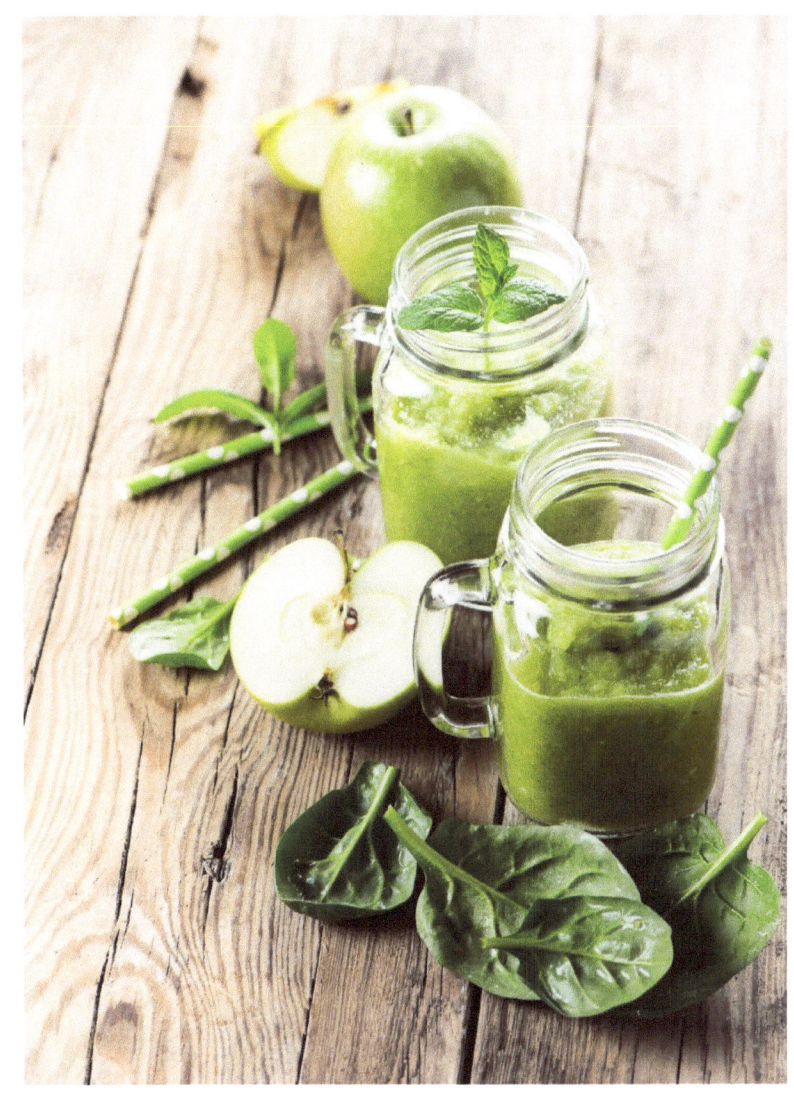

Der Autor:

Christoph Schweiger, geboren 1988, ist Autor und leidenschaftlicher Hobbykoch.

Er hilft anderen in den Bereichen: Fitness, Ernährung sowie Persönlichkeitsentwicklung. Für ihn ist eine gesunde Ernährungsform neben regelmäßigen Sport ein wichtiger Bestandteil um für die täglichen Herausforderungen fit genug zu sein.

Erhalte kostenlose Tipps auf neuroeffectyoga.com

Mehr Informationen zu Ernährung, Fitness, Trainingsprogrammen und Persönlichkeitsentwicklung findest du auf: vitaminmonk.com

Copyright

1 Auflage 2019 Christoph Schweiger, Fischergasse16, 8010 Graz
ISBN: 978-1533587534